生活醫館 43

Bebe按摩樂

讓你的寶寶更健康

小兒推拿專業理療保健師．中國時報專欄作家 陳 妮 著

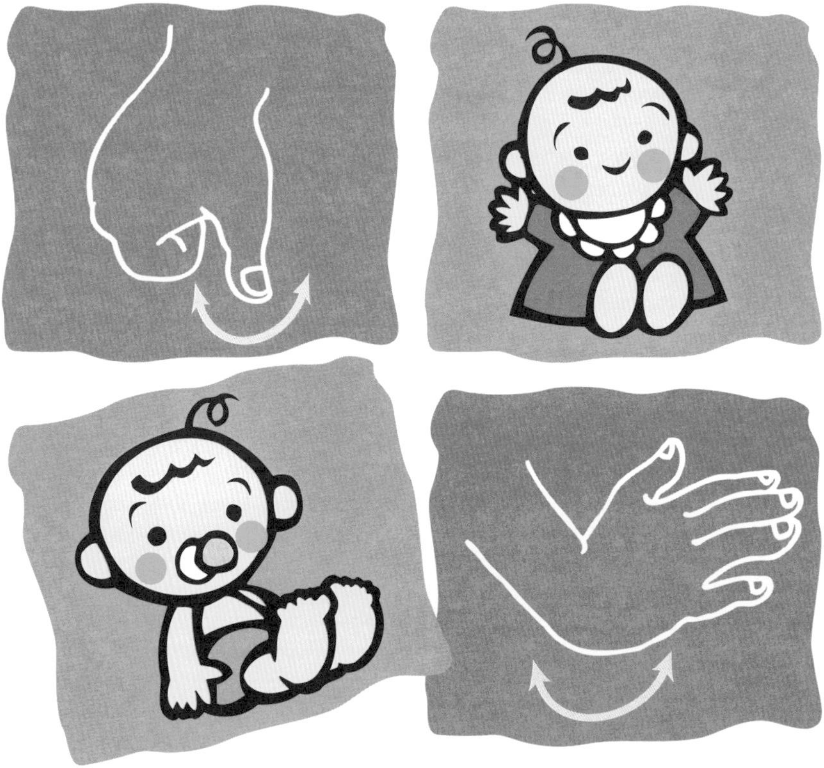

高寶書版集團

生活醫館 生活醫館 043

Bebe按摩樂—讓你的寶寶更健康

作　　者：陳　妮
總 編 輯：林秀禎
編　　輯：陳怡君
出 版 者：英屬維京群島商高寶國際有限公司台灣分公司
Global Group Holdings, Ltd.
聯絡地址：台北市內湖區新明路174巷15號1樓
網　　址：www.gobooks.com.tw
E-mail：readers@gobooks.com.tw（讀者服務部）
pr@gobooks.com.tw（公關諮詢部）
電　　話：(02) 27911197 27918621
電　傳：出版 (02) 27955824 (02) 27955825
郵政劃撥：19394552
戶　　名：英屬維京群島商高寶國際有限公司台灣分公司
初版日期：2006年7月
發　　行：希代書版集團發行/Printed in Taiwan

國家圖書館出版品預行編目資料

Bebe按摩樂：讓你的寶寶更健康 / 陳妮著. --
初版. -- 臺北市 : 高寶國際出版 : 希代發行,
2006[民95]
面 ;　公分. --（生活醫館 ; 43）

ISBN 986-7088-63-8(平裝)

1. 推拿 2. 按摩

413.92　　95011278

推薦序

陳妮延續了第一本《迷你小體操：小朋友的保健推拿》小兒推拿理療簡單易學手法的原則，在這本書中加入了更多生動活潑的小兒推拿複式理療手法、兒童食療，以及DIY搭配手法。不只可以幫助孩子快高長大，還可藉由這樣的手法互動，傳遞父母對小寶貝的愛與關懷。健康是人生最大的財富，而保健更應該從小做起。孩子的健康是父母最大的心願，書中提到的保健理療手法可以幫助孩子在成長中更順遂，祈願每個孩子平安。

陳安診所院長　陳尚武醫師

推薦序

小兒天天做推拿按摩、天天都健康快樂！

《迷你小體操：小朋友的保健推拿》的作者陳妮小姐，她所推廣的觀念與實用易學的保健手法，令我印象深刻，不管新手父母或老手父母都應該重視與推廣。

我也是一個新手父親，兒子一歲五個月。有一次凌晨一點多鐘時，小兒突然發燒，我馬上照陳老師書上的方法幫小兒清肺經、推坎宮、揉太陽、揉內勞宮、清天河水及退六腑等手法，出汗後燒也退了，天亮後看過醫生，也就放心了。這真是很棒的輔助保健手法，也是一本很實用的保健書。

我與內人照著陳老師書上的方法，每天在兒子洗完澡後，就用按摩膏幫他做經、穴推拿按摩。起初他不願意配合乖乖趴著，當我的手慢慢輕柔的按摩後，他不吵了，因為他感受到安全、舒服及愛，不知不覺就睡著了。藉由撫觸按摩，讓我們瞭解與傳遞愛的訊息，增進心靈的默契，幫助其強身健體，充滿喜悅、活潑和快樂。

「小兒推拿按摩」是兒科醫師認同的保健法，能預防發展遲緩、預防疾病和增進智能，增強消化系統及強化免疫力，是值得推廣的觀念與方法。而本書針對小兒常見的問題，融合中醫小兒推拿與西方嬰兒按摩手法，圖文並茂、清楚易懂，透過簡單易學的經穴推拿手法，可以達到舒緩與安定的功效，實為新手父母居家必備的工具書與保健手冊。

相信這本書可以讓更多父母及專業朋友學習運用「小兒推拿方法」，隨時隨地每天幫助孩子保健、防病、提升與增強身體各系統的功能，帶給孩子天天活潑、健康、幸福與快樂，全家共享天倫之樂。

中時報系專案經理　王盈文

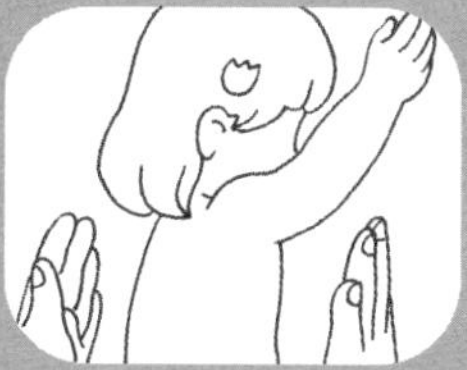
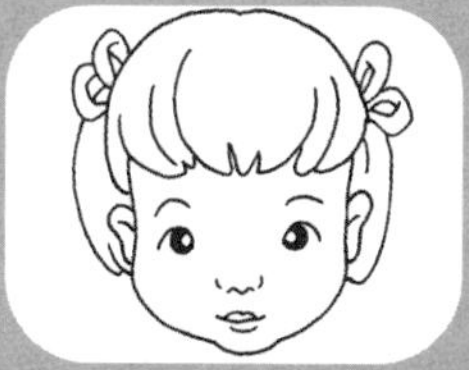
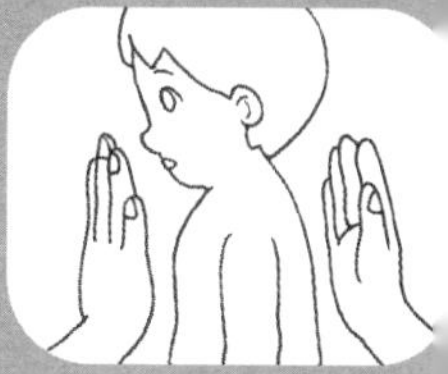

CONTENTS

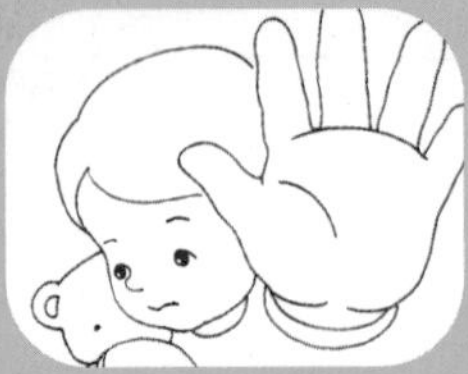
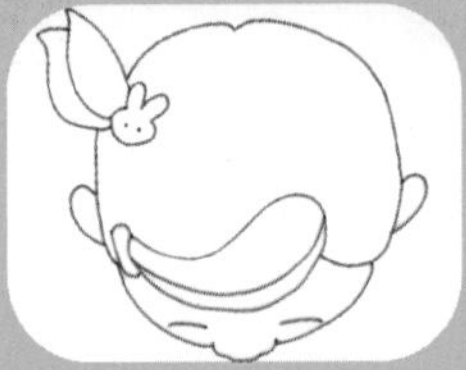
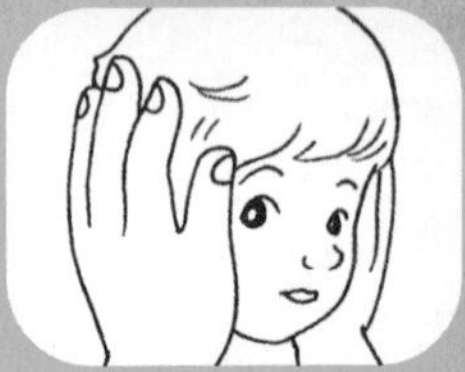

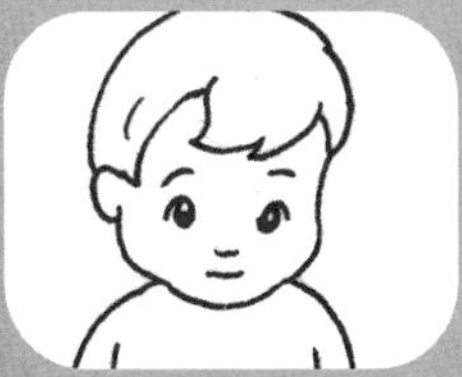
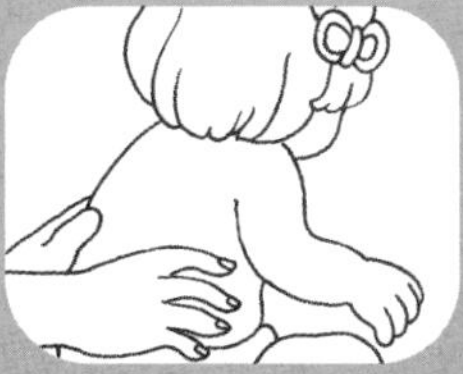
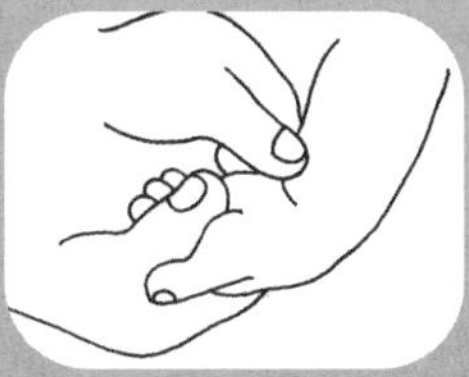

自序

很開心第一本《迷你小體操：小兒保健推拿》受到不少父母喜愛。

上次為了讓父母很容易的跟著書中的方法，替家裡的寶寶作理療方式，我選擇了比較簡單的穴位和手法。

這次為了讓大家對小兒推拿理療有更深的認識，我將更詳細的介紹一些複式手法，希望大家可以很快學會這種綠色理療法，增強寶寶的健康。

小兒推拿發展簡史

小兒推拿古稱小兒按摩

按摩能生熱，熱能暖身鎮痛，出於人之本能，人類經由按摩也認識到它具有原始理療作用，小兒推拿也因此形成。

現代出土的五十二病方記載了「嬰兒病方和嬰兒瘛方」是最早的小兒推拿的臨床操作方法。

晉代，葛洪在「肘後備急方」中第一次提出捏脊的方法和要領，使小兒捏脊療法能成為流派，並廣為使用。

在此特別要提到的是，大醫學家孫思邈在「千金要方」中介紹了膏摩治療小兒疾療，如「鼻塞不通」、「夜啼」等，書中還首次將膏摩用於小兒保健推拿，更提到說——

小兒雖無病，早起常以膏摩面上及手足心，甚避風寒。

近代，小兒推拿在中國實為普遍，各地相繼開設了小兒推拿科，並在科研上，對於小兒推拿的原理、手法、穴位等均進行了研究。

現今為小兒推拿的黃金時期，是因為大家開始注重用藥所帶來的後遺症，而此項綠色療法漸被接受。

小兒病症的診斷要點

其實在寶寶不舒服時，家長可以透過簡易的望診方式查看寶寶的症狀。在此，我就略為介紹幾個比較容易，而且易於掌握的方式給大家做為參考。

一、望神色

就是觀察小兒的精神狀態和面色。

其實小兒只要是健康無病的，神情一定是活潑，目光有神，面色紅潤有光澤，呼吸均勻，就算有不舒服，也是極為輕微的。

但是小兒的神情出現呆滯，精神不佳，嗜睡或煩躁不安，雙眼無神，面色晦暗，呼吸不勻，就必須注意就醫了。

二、望面色

一般通過面部查看五色：

黃色——脾胃，消化系統。

白色——肺，呼吸系統。

紅色——心腦血管系統。

青色——肝膽，免疫系統。

黑色——腎臟，膀胱系統。

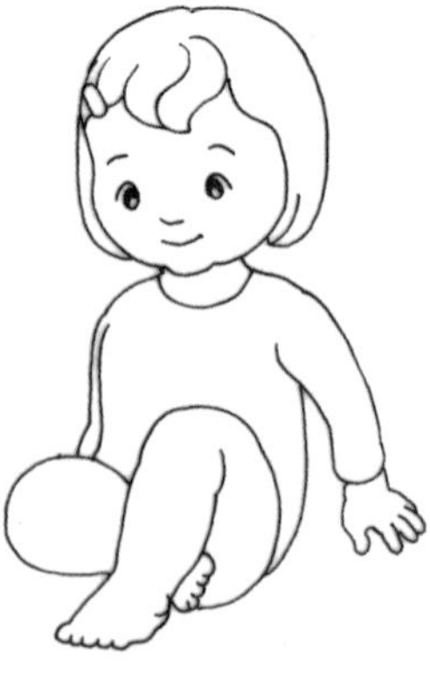

三、望眼神

仔細查看眼睛，對小兒疾病理療有著幫功，分為望眼神、眼色、眼睛形態。

（一）望眼神：

如果小兒視物清晰，眼珠黑白分明，表示身體健康，就算有不舒服，也可以很快痊癒。若眼白色濁，黑瞳滯濁，眼神呆滯，則要小心病情發展。

（二）望眼色：

眼睛紅、小兒大多是實症、熱症。眼白紅絲多，小兒為肺火旺盛，有時會出現紅眼症。整個眼球紅且腫，小兒多為肝經風熱症，眼睛有黃色，則為黃疸症。

（三）眼睛形態：

兩目斜視或易上視之小兒，為涼或抽筋。睡覺露眼，多為小兒脾胃虛弱。

四、望唇色

（一）嘴唇紅潤，不濕燥，表示腸胃功能良好。

（二）上唇若黯紅，小兒大腸會有病變，例如：口臭，口中有疱疹，喉嚨不舒服，耳鼻不通等症。
（三）上唇泛白泛青，小兒的大腸較為虛寒，可能出現腹瀉、脹氣、肚子痛，時冷時熱等症。
（四）下唇較紅，小兒為胃熱，易打呃，腹脹。
（五）下唇蒼白，小兒胃較虛寒，會出現上吐下瀉等症。
（六）雙唇火紅，小兒心火旺，發熱，呼吸系統可能發炎。
（七）雙唇較暗黑，小兒消化系統功能失調，便秘，腹瀉，食慾不好。
（八）雙唇泛白，為小兒血虛之症，冬天四肢較易冰冷發紫，血液循環較差。
（九）雙唇黃而乾燥，小兒免疫系統較弱，易感染。
（十）唇為青紫，小兒心氣虛，心臟功能弱。
（十一）唇燥裂，小兒脾胃熱盛，陰虛火旺。

五、聞氣色

寶寶若口氣臭穢，多因胃熱；口氣酸腐，多因消化不良。

寶寶大便臭穢，是腸內有積熱；酸臭而稀，多因消化不良。

六、出汗現象

若白天或醒時汗出較多，稱為自汗。

夜間或睡後汗出，稱為盜汗。

七、排尿與排便正常與否

小便量多色白，屬寒。

小便量少色黃，屬熱。

大便次數明顯增多，腸胃功能不佳。

便秘不通或難排便，多為內有實熱。

排便時哭鬧，多為腹痛。

八、飲食習慣

口渴一直想喝水，尤喜愛冷飲，為熱症。

口不渴或喜愛熱飲，為寒症。

食慾不好，腹部脹氣，多為消化不良。

食慾不好，容易腹瀉，腸胃吸收功能受損。

小兒推拿手法

均勻、柔和、輕快，持久都是最基本的要求，透過這樣的手法，可以達到防病強身的目的。

小兒推拿手法的操作順序

頭面、上肢、身體、下肢，強刺激手法一般放在最後操作，以免小兒哭鬧不安影響理療進行。

小兒推拿手法次數

一日一次為宜，但也可一日二次或數次，視小兒身體狀況而定。

小兒推拿理療法最佳時間

小兒飯後一個小時進行，過飢過飽均不利於推拿療效的發揮。

次數

每分鐘為主，例：每分鐘一百至三百次。

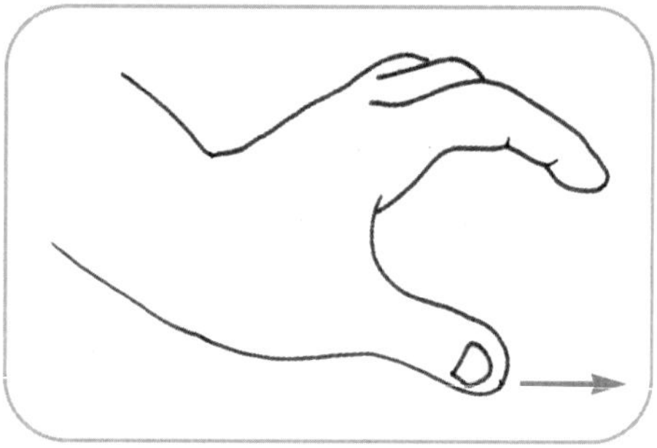

直推法 ①

用拇指側端或指面做直線推動

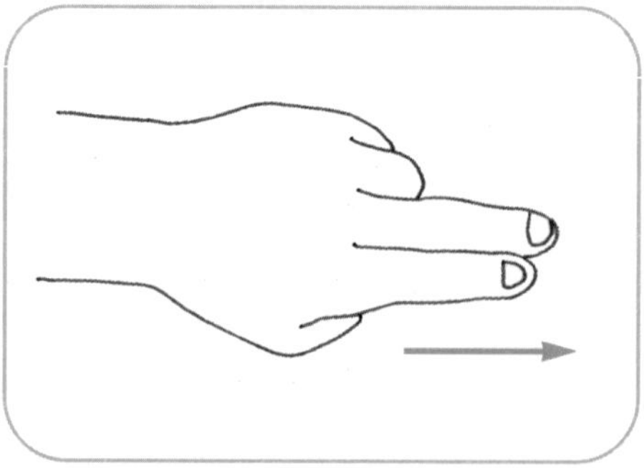

直推法 ②

用食中二指指面在穴位上做直線推動

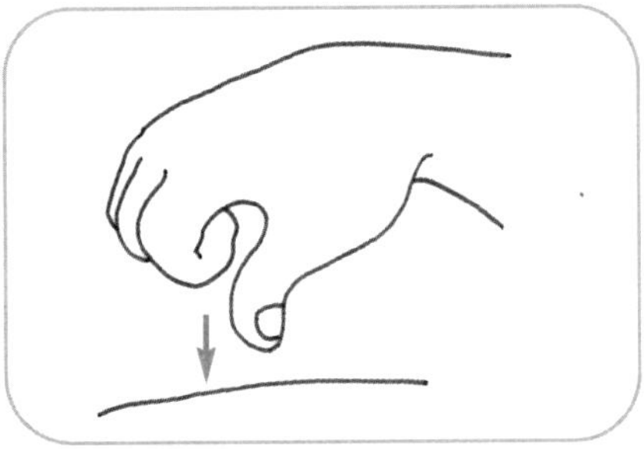

掐法

以拇指或中指端向穴位按

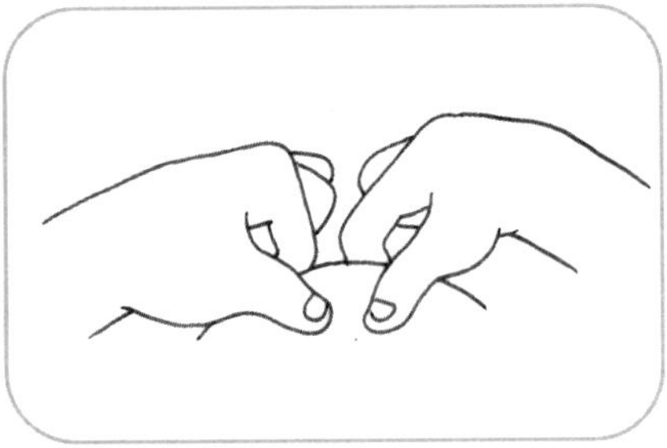

捏法

以拇指外側緣頂皮膚

食指中指前按同時用力提拿皮膚

雙手交替撚動向前

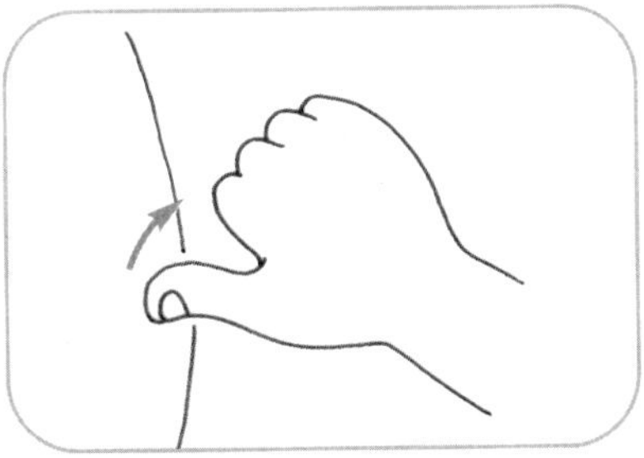

運法

以拇指端在穴位上由左到右或由右到左

做弧型或環形推動

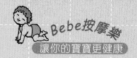

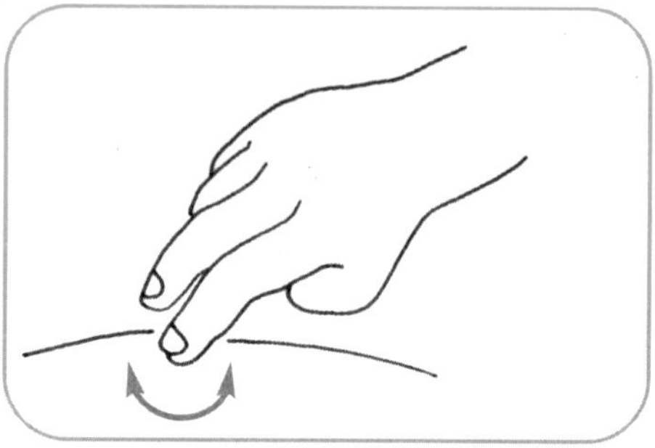

揉法①

食指中指做順時針或逆時針方向旋轉揉動

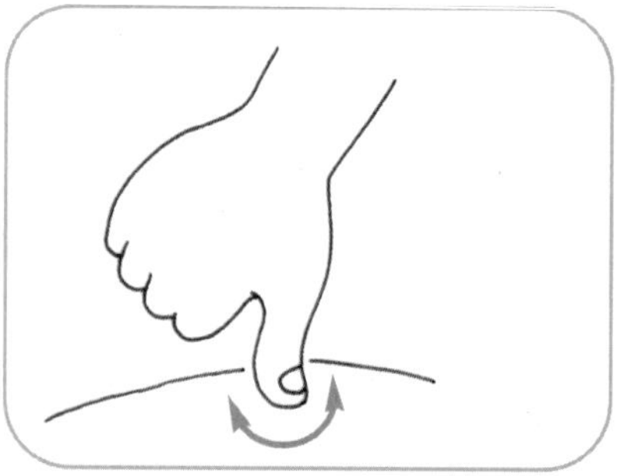

揉法②

以拇指做順時針或逆時針方向旋轉揉動

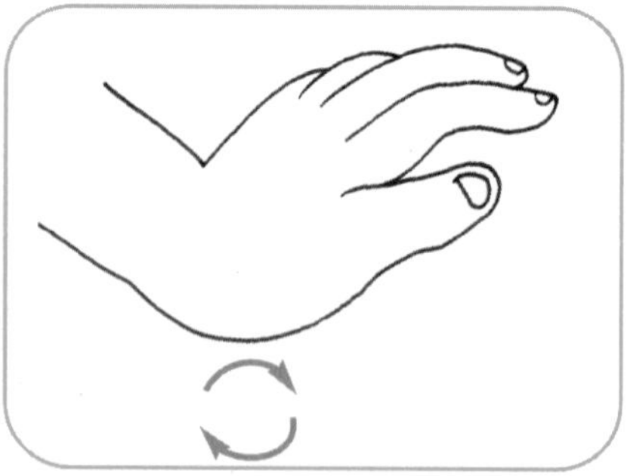

揉法③

以魚際做順時針或逆時針方向旋轉揉動

＊摩法多用於胸腹部
手法宜輕、壓力大
小應適當速度均勻

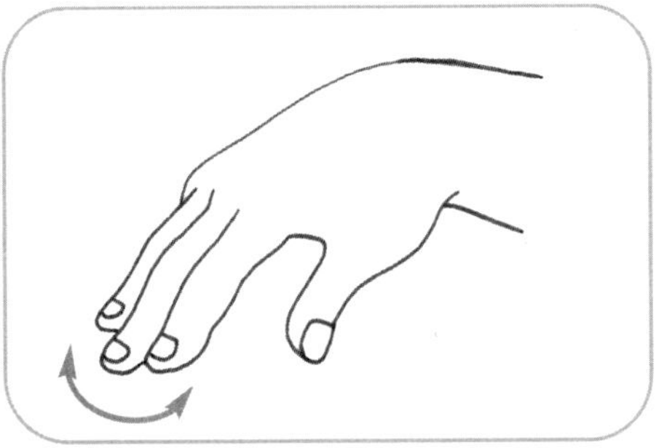

指摩法

以食指中指無名指面著附於一穴位
做順時針或逆時針方向移動摩擦

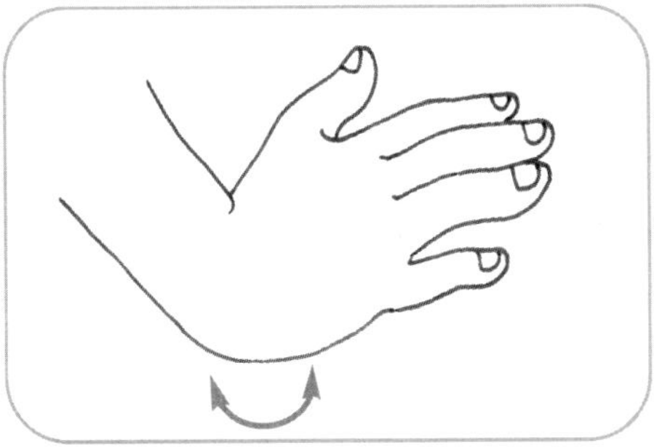

掌摩法

以掌面著附於一穴位
做順時針或逆時針方向移動摩擦

四大理療手法和穴位

小兒推拿四大理療法

開天門

推坎宮

揉太陽

揉迎香

此理療手法在小兒有出現不適症狀時，皆可做為基本手法，尤其小兒有感冒傷風之症時，用此理療手法，可以迅速減輕小兒不適之症狀。

捏脊療法

脊屬督脈，捏脊不但是小兒常見保健理療方法，也可用於大人，老人保健方法之一，此理療法具有通經絡調陰陽，以及臟腑強身健體等作用。

對於一切慢性虛弱病症具有一定理療效果。

按揉足三里穴

常言道：常按揉足三里穴勝吃一隻老母雞，意思乃指此穴為保健重要穴位之一，尤其是對於脾胃功能有很大的理療效果。

在保健上常與摩腹、捏脊、補脾經合用。

小兒推拿理療手法的介質

在為小兒做推拿要事先在手上沾一些水和爽身粉，可以增加手法靈活度，也可以避免傷及小兒嬌嫩的皮膚。

其實除了水和爽身粉之外，還可以搭配一些比較辛溫、發散的材料。

一、大蔥汁

用鮮蔥白洗淨，擠壓搗爛取其汁加少許清水。

蔥白，其性辛溫，有發汗解表，通陽利水的作用。

沾蔥白推三關，揉外勞宮，拿風池，推揉大椎，可助發汗解表，理療小兒感冒效果良好。

二、生薑汁

將生薑搗爛取汁，加少許清水。

生薑，其性辛微溫，有解表散寒、溫中止嘔作用。

沾此汁推天柱骨、推脊、推三關。清肺經、拿風池、揉肺俞，可理療小兒感冒。

補脾經、揉板門，運八卦、摩腹，可理療小兒腹痛、嘔吐。

三、大蒜汁

將大蒜剝皮洗淨搗爛取汁，加少量清水。

大蒜，其性辛、溫，有溫中健脾併可殺菌止癢。

沾其汁揉膻中、脾俞，清肺經可理療小兒感冒咳嗽。

四、薄荷汁

取鮮薄荷葉、莖搗爛取汁。

薄荷性辛、涼，有散風清熱，解鬱透表之效作。

沾此汁清天河水，水底撈明月、運八卦、開天門、運太陽，推天柱骨，可理療小兒感冒發熱，鼻塞流涕。

五、雞蛋白

用新鮮雞蛋取其蛋白。

蛋白，其性甘、平，功能補益脾胃，消腫止痛。

沾其汁清肺經、清大腸、清天河水，揉膻中，摩腹可理療小兒感冒，消化功能不良。

簡易小兒食療法

一、咳嗽

咳嗽為小兒常見病症。

咳嗽是人體自我保護的一種反應，有助清潔呼吸道並保持通暢作用。

當人體的呼吸系統受到病源菌感染，呼吸道的病菌和痰液均可通過咳嗽被排出體外，減少呼吸道內病菌的數量，減輕發炎症狀，減弱痰液的產生。

小兒有咳嗽症狀可以用下方食療法，幫助小兒舒緩不適之症。

蘋果三個

梨子二個

淮山十五至三十克

南杏十五克

北杏十克

瘦肉少許

以上食材一起煲湯給予小兒食用，可以有效幫助小兒咳嗽，化痰。

※食療法適用年紀較大的小兒。

二、睡眠不安，受驚

夜眠不安，受驚是小兒常見症狀之一。

現代成人因工作、環境、生活習慣、睡眠品質比較不好。

小兒則常心火較旺，或受到驚嚇，而出現睡眠躁擾不安，其至出現夜啼症狀。

當小兒出現睡眠品質不好時，家長要盡量給予安撫，還要注意生活與飲食習慣，少吃易脹氣的食物，如巧克力、蜜瓜類食物。

若小兒還在喝牛奶，牛奶不要泡太濃，多給小兒曬太陽，增加維生素D的來源，以促進神經安定。

小兒睡眠不安時，可以用下方食療法，幫助小兒安神定驚。

百合二十克

蓮子三十克

木耳一朵（先浸發）

將以上食材先後以大火和小火煮一小時左右，待一切煮好後，再加入適量的冰糖即可食用。

※食療法適用年紀較大的小兒。

二、腹脹，消化不良

小兒常因貪食而吃過量喜愛的食物，尤其是油炸食品，吃多易產生腹脹不舒症狀。當小兒出現因吃過量油炸食物而產生腹脹不適之症，可以用下方食療法，幫助小兒舒緩不適之症。

橘餅二至四個

白蘿蔔五百克

紅蘿蔔二百克

以上食材一起煲湯，給予小兒食用，可消小兒腹脹之症。

※ 食療法適用年紀較大的小兒。

四、小兒胃口不佳

有些小兒脾胃較弱，食慾不好，會發生厭食症狀，所以家長十分頭痛。

古言道：胃以喜為補，意思是說，凡是想吃，愛吃的食物，就可以達到補充營養的效果。但是絕不可以養成小兒偏食習慣。

淮山瘦肉粥是小兒食慾不好的最佳食療方法之一。淮山有健脾胃，補腎氣之功能。

淮山三十克

瘦肉少許

白米少許

以上食材一起熬煮成粥，給予小兒食用，可助小兒脾胃功能，補腎氣之作用。

※ 食療法適用年紀較大的小兒。

五、小兒口瘡

口瘡民間又稱嘴巴破，也是小兒常見症之一。

當小兒有口瘡時，食慾會減少，有時還會情緒煩躁。

綠豆性涼味甘，具有清熱解毒，消暑，利尿之功能。

綠豆湯對小兒的口瘡有一定的輔助治療作用。

chapter 1

小兒推拿常用穴

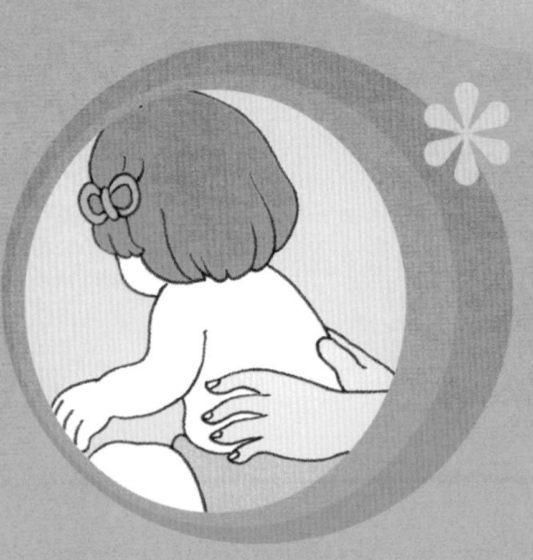

01 小兒推拿常用穴

頭面部

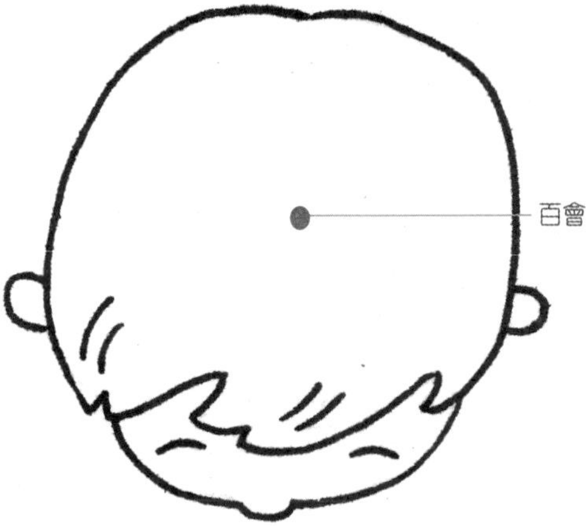

1 百會

＊位　置：頭頂正中線或與兩耳尖連線之交點。

＊操　作：1. 用食、中指輕摩。

2. 用食指輕揉。

＊作　用：安神鎮驚、明目。

此穴為強壯要穴，常摩可以通調陰陽，醒腦益智，升陽舉陰。

② 天門又稱攢竹

＊位　置：兩眉中間至前髮際成一直線。

＊操　作：兩拇指自下而上的交替直推，稱開天門，又稱推攢竹。

＊次　數：30～50次。

＊作　用：理療小兒的感冒、驚恐不安、發熱。

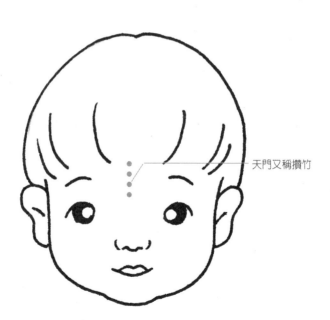

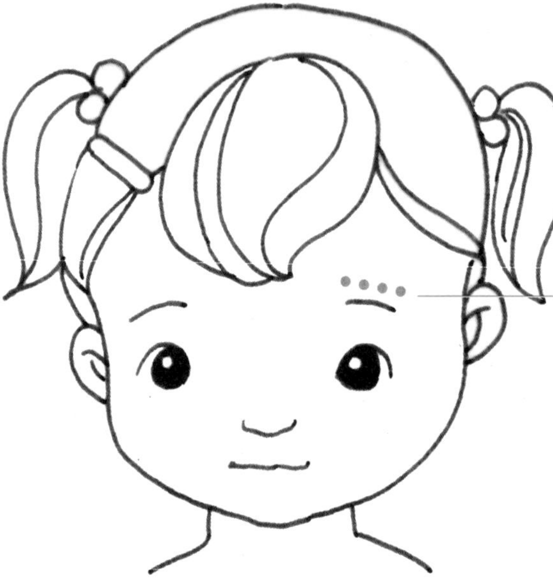

3 坎宮穴

＊位　置：自眉頭起至眉尾成一橫線。

＊操　作：兩拇指自眉頭向眉尾做分推，稱做推坎宮。

＊次　數：30～50次。

＊作　用：小兒感冒發熱、頭痛、明目。

④ 太陽穴

*位　置：眉毛與眼睛外角中間處，稱為奇穴。

*操　作：兩拇指指腹端揉。

*次　數：30～50次。

*作　用：小兒感冒發熱、頭痛、明目。

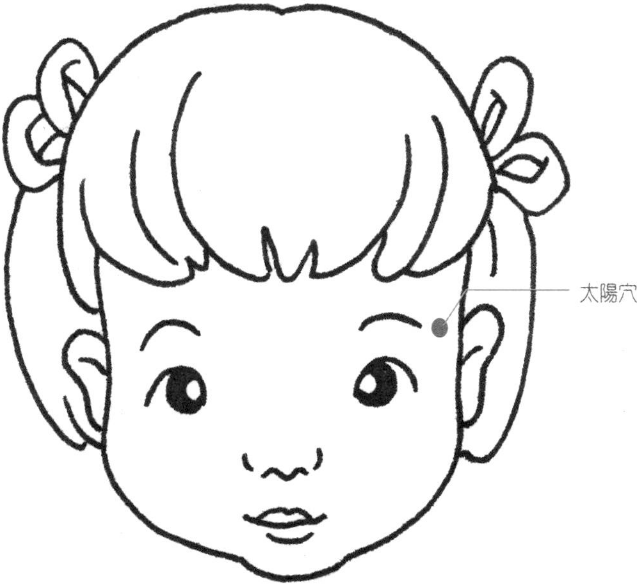

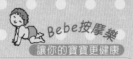

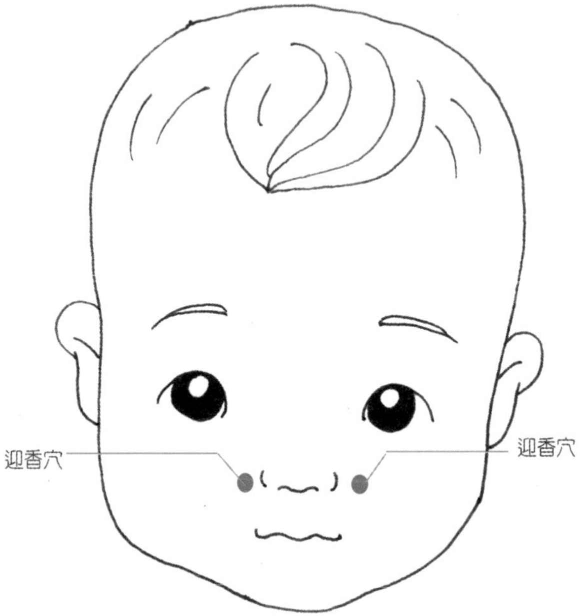

5 迎香穴

＊位　置：鼻翼旁0.5吋。

＊操　作：用中指揉。

＊次　數：30～50次。

＊作　用：小兒鼻塞、流涕。

6 人中穴

＊位　置：人中上三分之一與三分之二交界處。

＊操　作：用拇指掐，稱掐人中。

＊次　數：3～5次。

＊作　用：小兒驚風、昏厥、抽搐，用於急救。

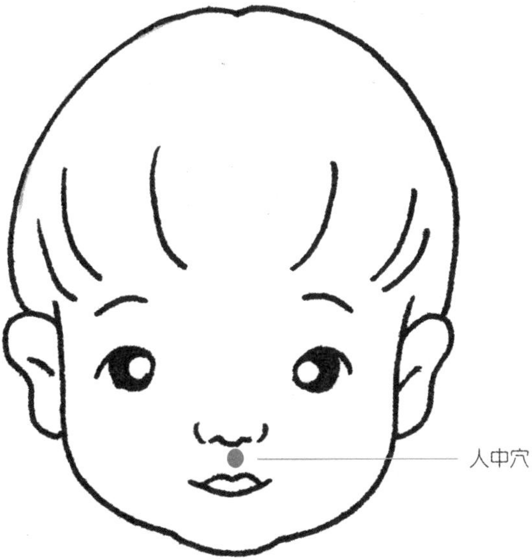

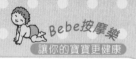

02 小兒推拿常用穴

胸腹部

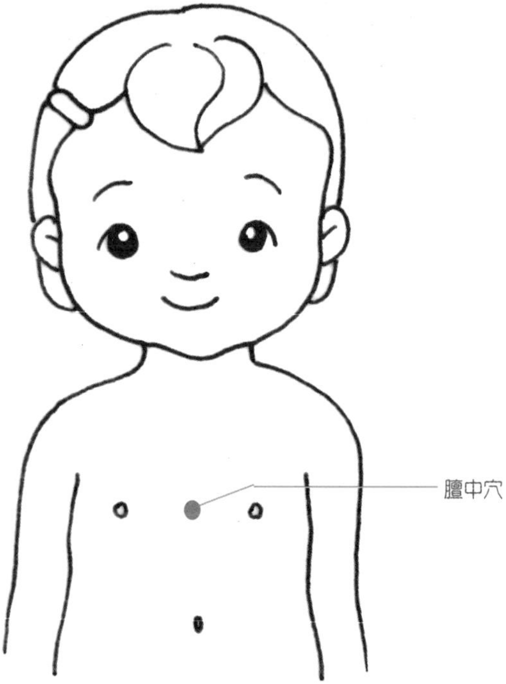

1 膻中穴

＊位　置：小兒兩乳中間（胸中）。

＊操　作：用中指端揉。

＊次　數：50～100次。

＊作　用：小兒胸悶、咳嗽、化痰。

此穴為氣之會穴，寬胸理氣之要穴。

② 中脘穴

＊位　置：臍上4吋（大約五指距離）。

＊操　作：1. 用指端揉。

2. 用四掌併攏或掌心摩。

＊次　數：揉100～300次，摩5分鐘。

＊作　用：小兒嘔吐、腹脹、腹痛、食慾不好。

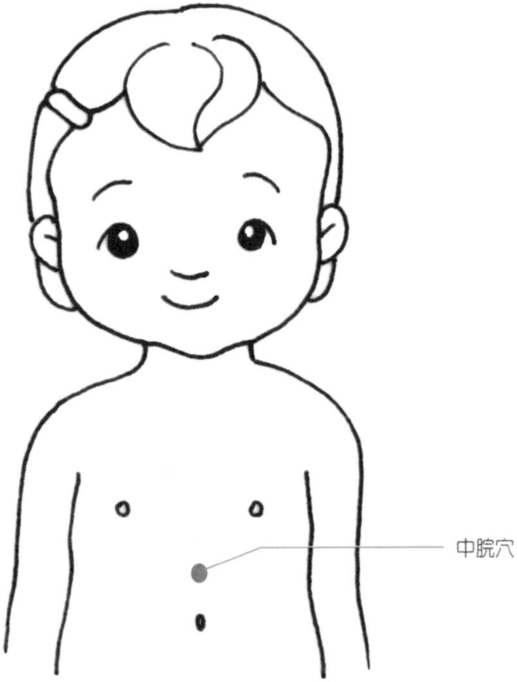

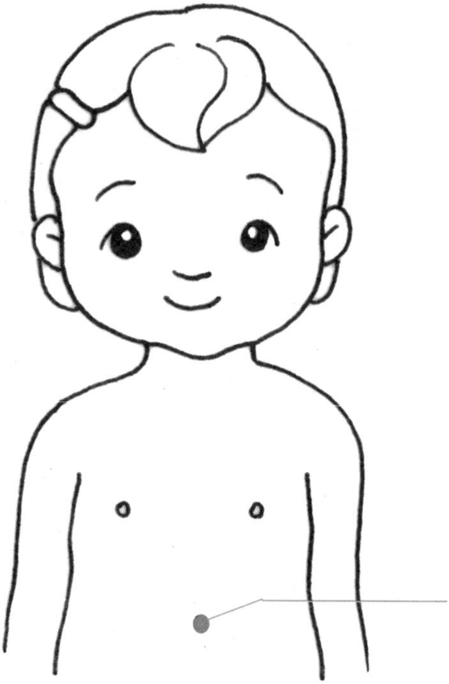

3 臍

＊位　置：肚臍處。

＊操　作：1. 用指端揉。

2. 食、中兩指併攏摩。

＊次　數：揉50～100次，摩100～200次。

＊作　用：補中益氣，小兒久瀉、便秘、腹痛、消化系統疾病。

此穴又稱神闕穴，既能補脾又能補腎，常用於小兒保健手法。

4 天樞穴

＊位　置：臍2吋，左右各一。

＊操　作：用中指或食、中兩指同時揉之。

＊次　數：100～300次。

＊作　用：調理大腸功能、脾胃不和、腹痛、嘔吐、腹瀉、便秘。

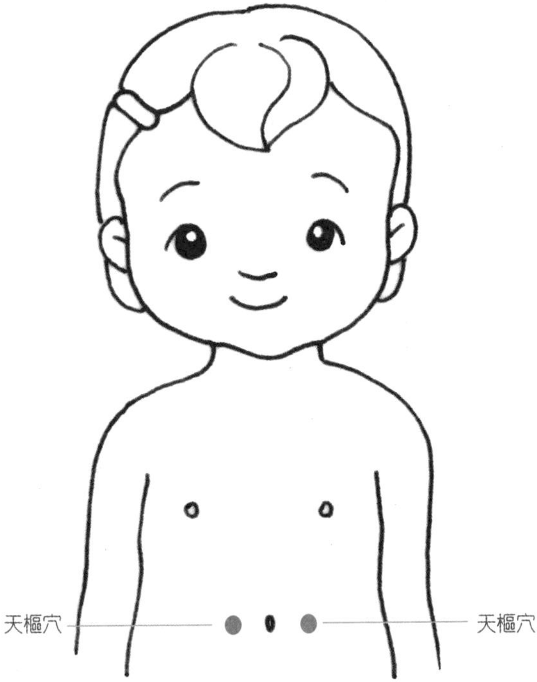

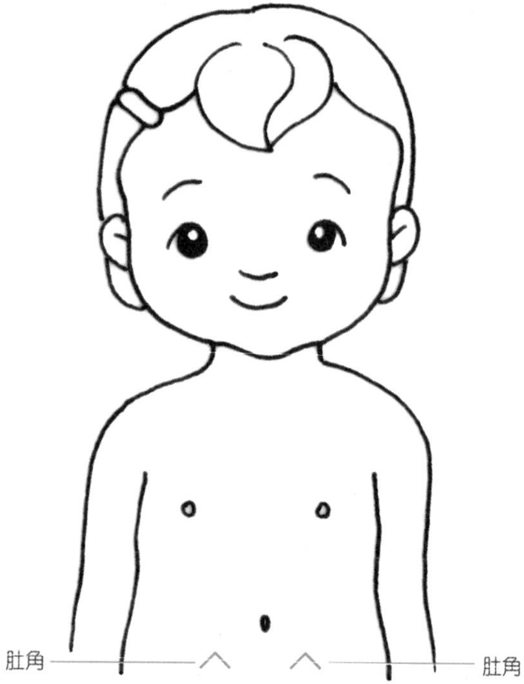

5 肚角

＊位　置：臍下旁開2吋左右。

＊操　作：用拇、食、中三指做拿法，稱作拿肚角。

＊次　數：3～5次。

＊作　用：止痛、止驚、小兒胃痛、肚痛、腹瀉，便秘。

此穴操作手法刺激強度大，所以會放在結束手法用，可免小兒哭鬧影響其他手法進行，此穴為止腹痛要穴。

6 腹

＊位　置：腹。

＊操　作：用掌心或食、中、無名、小指、四指併攏，做逆時針或順時針摩。

＊次　數：摩3～5分鐘，順時針為瀉法，逆時針為補法。

＊作　用：健脾和胃，小兒腹瀉、嘔吐、便秘、腹脹。

此穴為小兒保健穴，對於小兒消化功能紊亂理療效果相當好。

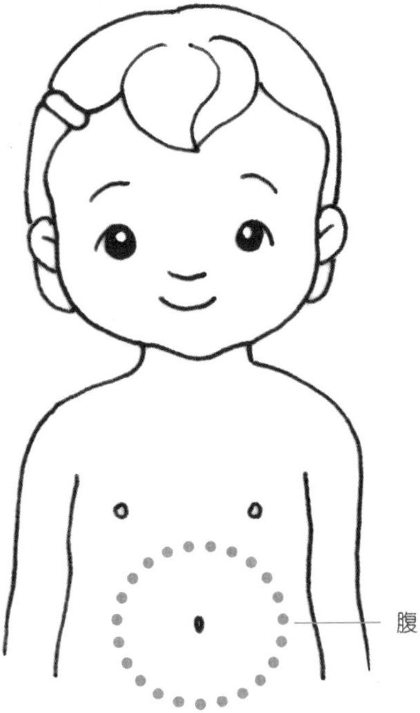

03 小兒推拿常用穴——手部（五指、掌心）

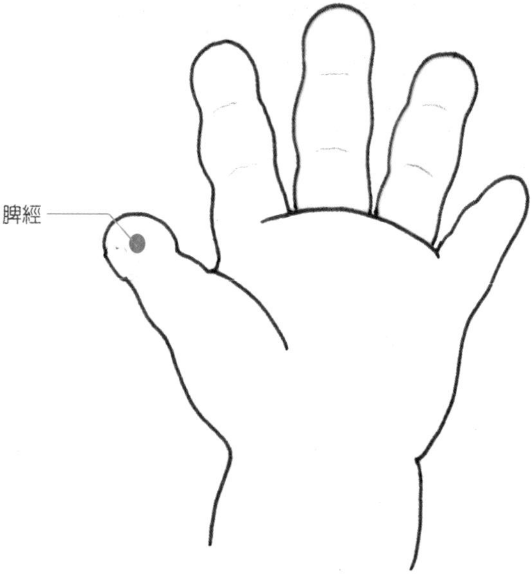

1 脾經

＊位　置：大拇指螺紋面。

＊操　作：以拇指指腹旋推，稱為補脾經。

＊次　數：100～300次。

＊作　用：健脾胃、補氣血、小兒脾胃虛弱、腹瀉、食慾不好、消化不良。

此穴為小兒推拿理療法常用穴，重要穴之一。

中醫道：小兒脾常不足，所以該穴以補法為主，少用瀉法。

2 胃經

＊位　置：大拇指第二節螺紋面。

＊操　作：1.以拇指指腹旋推為補胃經。

2.以拇指指腹向小兒指尖直推為瀉胃經。

＊次　數：旋推100～200次，直推100～200次。

＊作　用：補胃經、可健脾肋運化、小兒食慾不好。

清胃經、可清胃腸實熱、小兒腹脹，便秘。

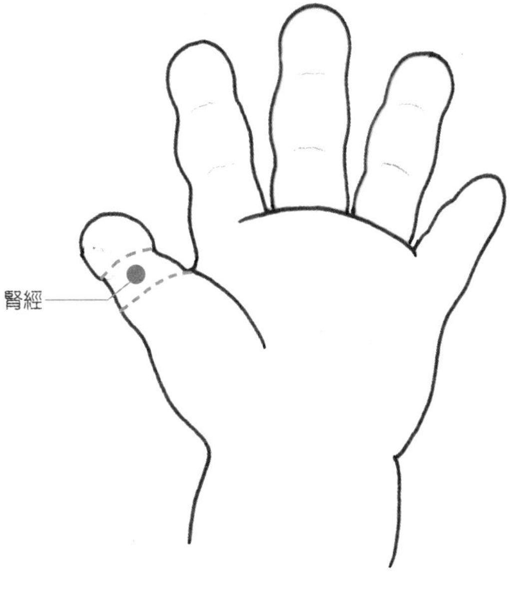

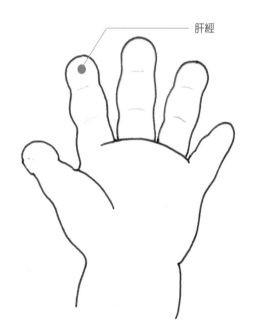

3 肝經

＊位　置：食指末節螺紋面。

＊操　作：以拇指指腹向小兒指尖直推，稱為清肝經。

＊次　數：100～300次。

＊作　用：疏肝瀉火，小心煩躁不安、目赤、口苦、咽喉乾痛。

此穴宜清不宜補，以免動肝火。

④ 大腸經

＊位　置：食指梳側緣食指尖至虎口成一直線。

＊操　作：以拇指梳側面向虎口方向直推稱補大腸，反之向小兒指尖直推稱清大腸。

＊次　數：100～300次。

＊作　用：補大腸可以溫中止瀉。清大腸可以通便。

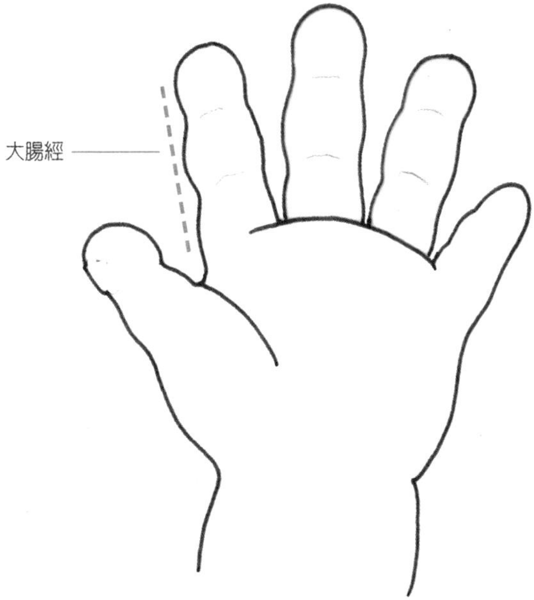

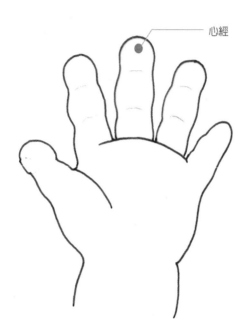

5 心經

＊位　置：中指末節螺紋面。

＊操　作：以拇指指腹向小兒指尖直推稱為清心經。

＊次　數：100～300次。

＊作　用：清心退熱，鎮驚除煩，小兒高熱，五心煩熱，口舌生瘡，小便赤澀。

此穴宜清不宜補，若一定要補以補脾經代之。

6 肺經

＊位　置：小兒無名指螺紋面。

＊操　作：1. 自末節螺紋面旋推為補。

2. 向小兒指尖直推為瀉。

＊次　數：100～300次。

＊作　用：補肺經為小兒久咳、久喘，反覆感冒常用手法。

清肺經為小兒胸悶，感冒痰多，咳哮常用手法。

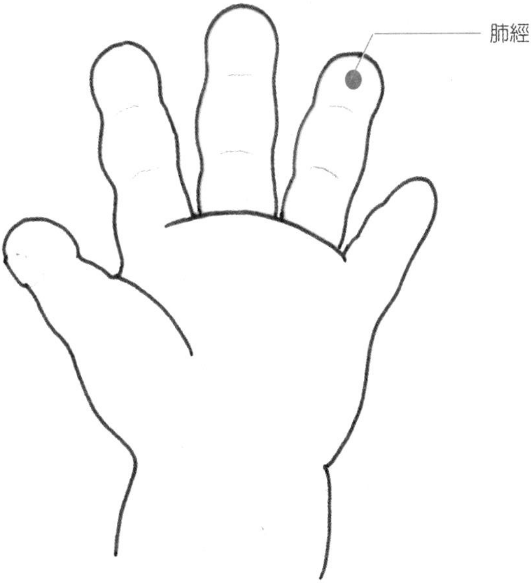

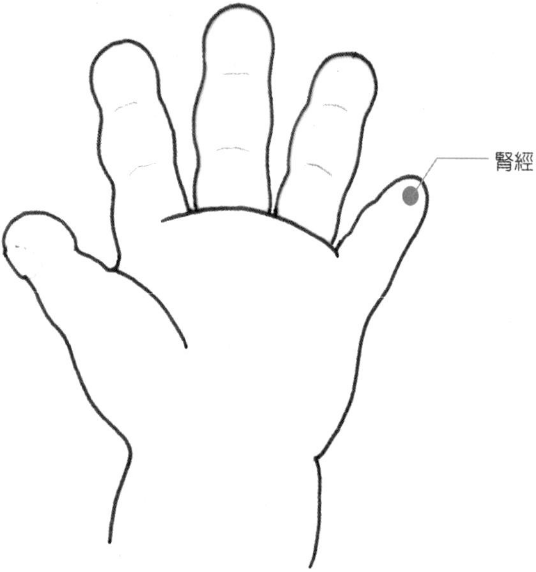

⑦ 腎經

＊位　置：小指末節螺紋面。

＊操　作：以拇指面旋推為補腎經。

＊次　數：100～300次。

＊作　用：補腎經、滋腎健體，小兒先天不足，腎虛腹瀉。

此穴宜補不宜清，若要取清法，以小腸經代之。

8 小腸

＊位　置：小指外側緣，自指根至指尖成一直線。

＊操　作：向指根直推為補小腸。
向指尖直推為清小腸。

＊次　數：100～300次。

＊作　用：清小腸、小兒盜汗，口燥咽乾，小便短赤。

此穴補法常用補腎經代之。

「推拿三字經」一書提到，有「小便閉、清小腸、補腎水」之說。

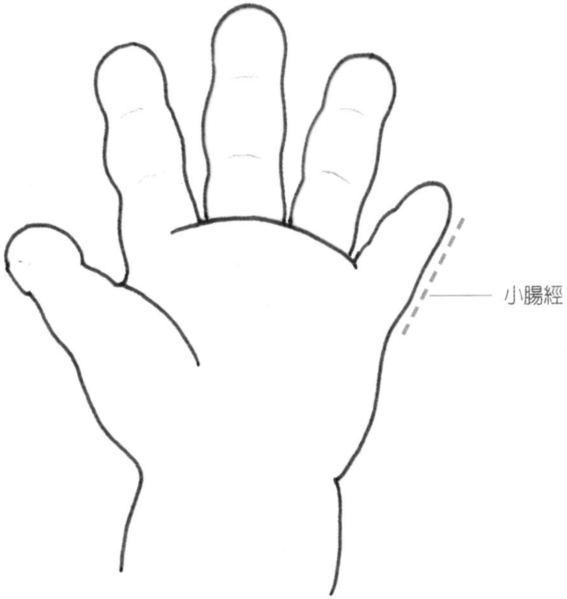

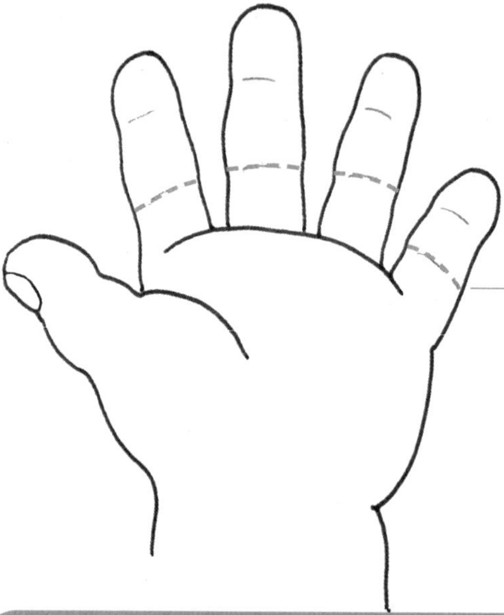

9 四横紋

*位　置：食、中、無名、小指掌面第一指間關節横紋。

*操　作：1. 揉掐四横紋以食指紋至小指紋，每紋揉3～5次掐1次。

2. 小兒四指併攏，用拇指以小兒食指紋推向小指紋。

*次　數：推3分鐘，掐揉3～5遍。

*作　用：長期推可以健胃、補益氣血。掐揉可以理療小兒腹脹、厭食。

此穴為重要化食積消食之要穴。

⑩ 小橫紋

＊位　置：手掌面，五指指掌關節橫紋處。

＊操　作：可揉可掐，亦可推。

＊次　數：每紋揉3～5次，掐1次，連做5～8遍。
推100～300次。

＊作　用：退熱除煩消脹，小兒高熱，口瘡厭食。

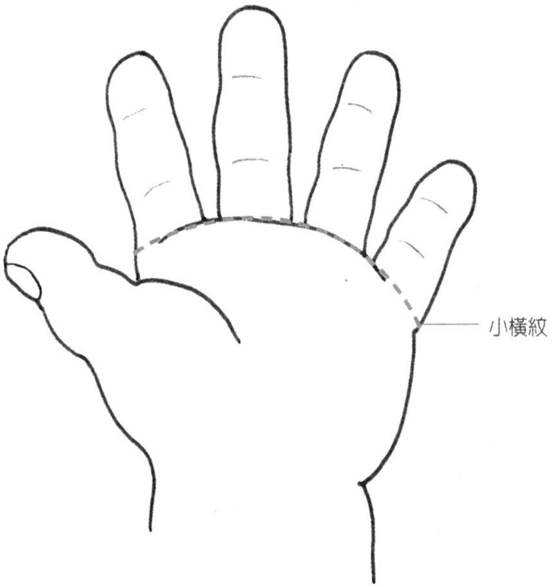

04 小兒推拿常用穴

掌心部

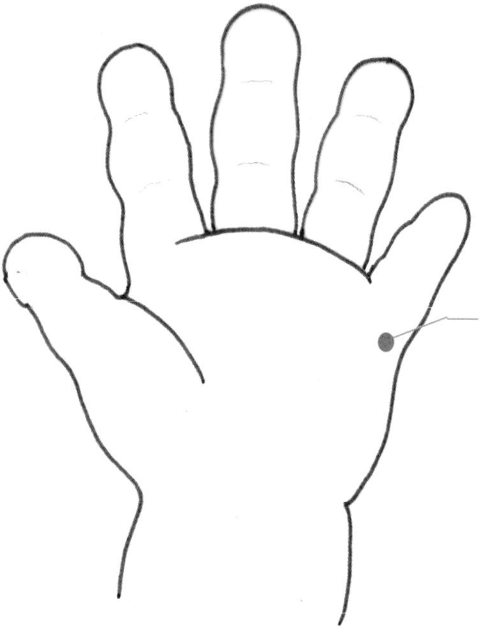

1 掌小橫紋

＊位　置：掌面、小指根下，尺側掌紋頭。

＊操　作：以食指指腹揉。

＊次　數：100～500次。

＊作　用：化痰清熱、小兒咳嗽、鼻子不通、腹脹、口舌生瘡。

此穴為治痰要穴。

② 內勞宮

＊位　置：掌心正中、屈指當中指尖下取穴。

＊操　作：中指指腹揉。

＊次　數：揉3分鐘。

＊作　用：清熱除煩、小兒口渴、煩躁、口瘡驚風。

此穴為理療高熱無汗之要穴，善通經絡。

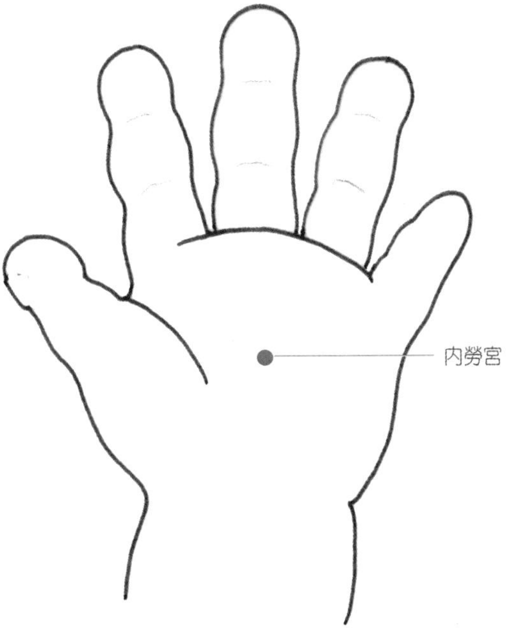

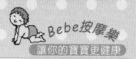

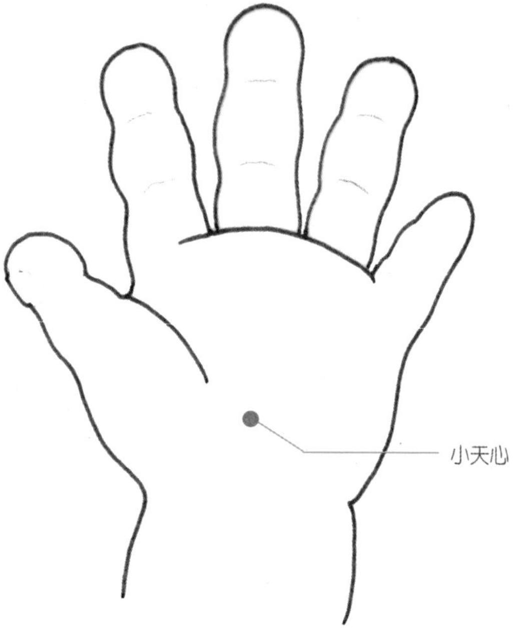

3 小天心

＊位　置：位於大小魚際交接之凹陷處。

＊操　作：以中指指腹揉。

＊次　數：30～50次。

＊作　用：利尿、通經絡、小兒汗出不暢、揉之汗即出。

④ 板門

＊位　置：手掌大魚際處。

＊操　作：中指指腹揉之。

＊次　數：揉300～500次。

＊作　用：通達氣機、小兒腹脹、食慾不振、腹瀉嘔吐。

此穴重在調理氣機。

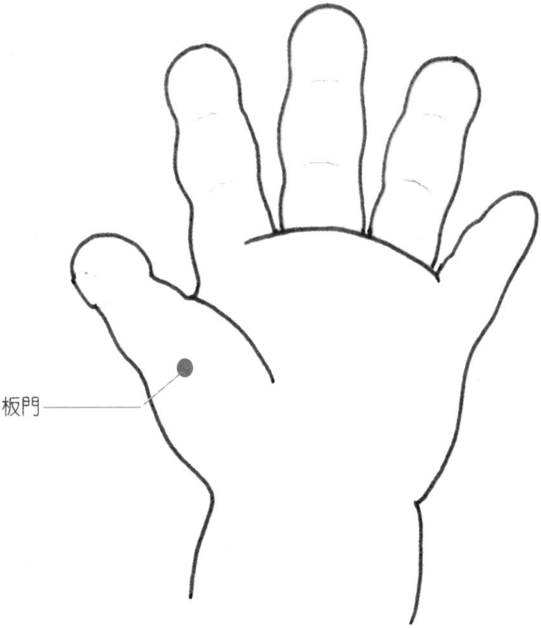

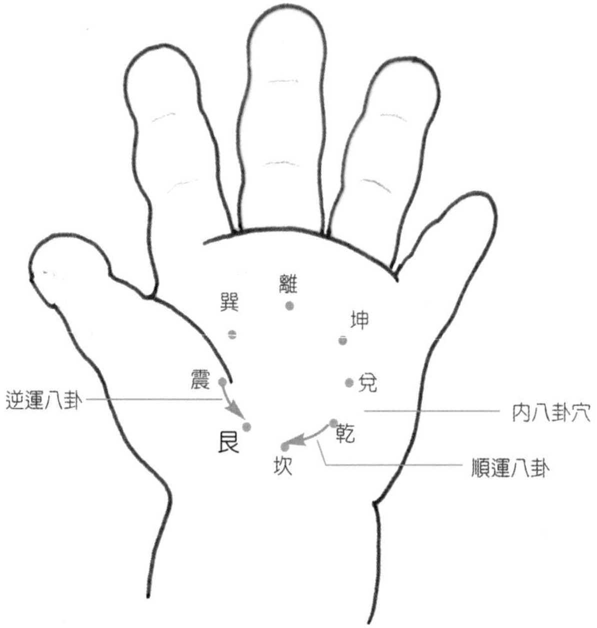

5 內八卦穴

＊位　置：手掌面以掌中心為圓心，共八個方位，乾、坎、艮、震、巽、离、坤、兌。

＊操　作：1. 用拇指面自乾卦運至兌為順運八卦。

2. 用拇指面自兌運至乾卦為逆運八卦。

＊次　數：50～200次。

＊作　用：1. 順運八卦，止咳化痰、寬胸理療。

2. 逆運八卦，降氣平喘。

運八卦穴是小兒推拿常用穴之一。

05 小兒推拿常用穴——手臂部

1 總筋

＊位　置：掌後腕橫紋中點處。

＊操　作：以拇指端按揉稱揉總筋。

＊次　數：100～200次。

＊作　用：清心瀉火、通暢氣機、小兒夜啼、口舌生瘡。

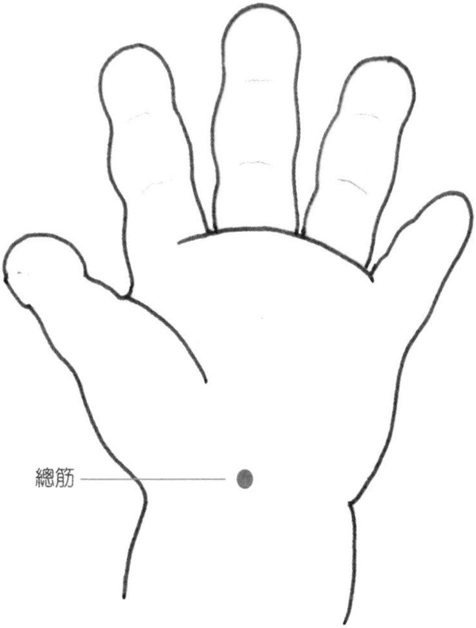

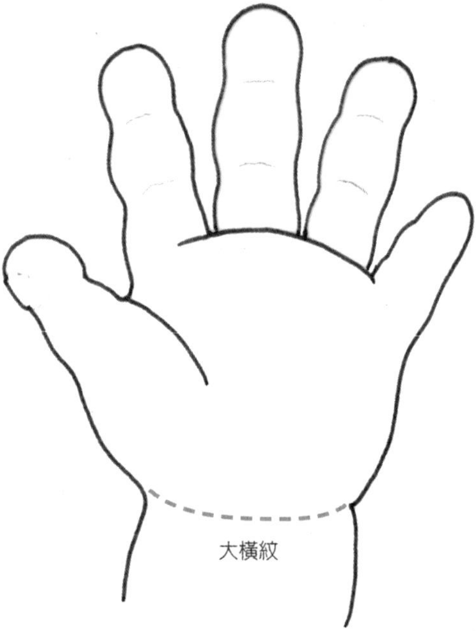

② 大橫紋

＊位　置： 掌腕橫紋。

＊操　作： 1. 兩拇指由中間向兩旁分推，稱分陰陽。

2. 兩拇指由兩旁向中間合推，稱合陰陽。

＊次　數： 30～50次。

＊作　用： 分陰陽：可以調合氣血。

合陰陽：可化痰散結。

小兒腹瀉、嘔吐、食慾不好、煩躁等症。

③ 三關

＊位　置：手臂外側由陽池至曲池穴成一直線。

＊操　作：用拇指指腹或食中兩指指面自腕推向肘，稱推三關。

＊次　數：100～300次。

＊作　用：小兒感冒、痰多、腹瀉等。

此穴位性溫、能補益氣血、溫陽散寒　理療小兒一切虛病症。

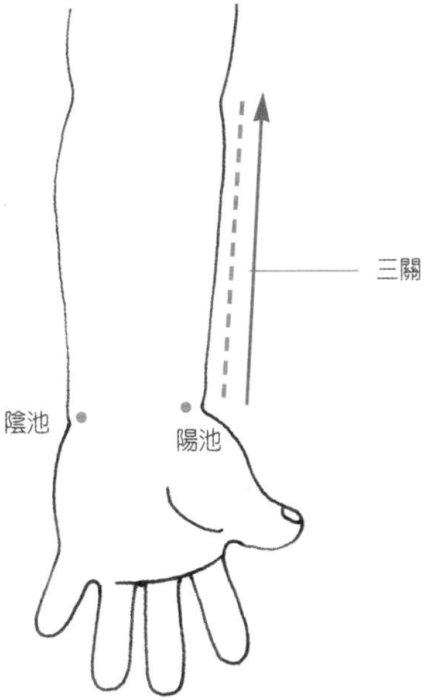

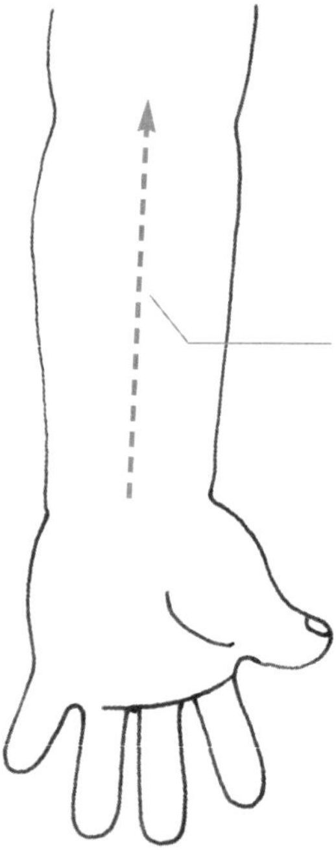

4 天河水

＊位　置： 前臂正中，一直線。

＊操　作： 用食中兩指指面自腕推向肘，稱作清天河水。

＊次　數： 100～200次。

＊作　用： 清熱瀉火、小兒發熱，驚風。

此穴可以理療小兒一切熱症。

⑤ 六腑

＊位　置：前臂尺側，陰池穴至肘成一直線。

＊操　作：用拇指面或食、中兩指指面自肘推向腕。

＊次　數：100～200次。

＊作　用：清熱瀉火、小兒高熱、喉嚨腫痛，便秘。

此穴若小兒體虛、久病，慎用。

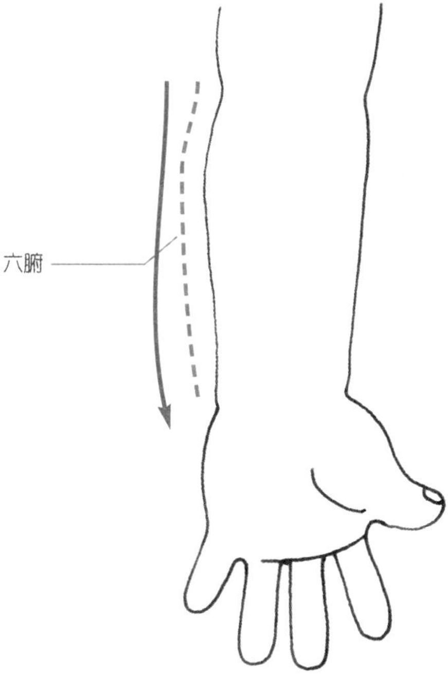

06 小兒推拿掌用穴

掌背部

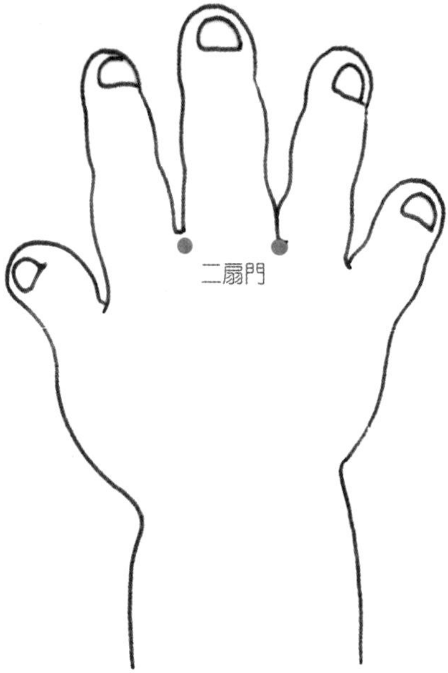

1 二扇門

* 位　置：掌背中指根兩側凹陷處。
* 操　作：用食中指兩指揉，稱揉二扇門。
* 次　數：100～300次。
* 作　用：小兒高熱汗不出、驚風。

此穴是發汗要穴。

② 二馬

＊位　置：手背無名指及小指掌指關節後陷處。

＊操　作：拇指端揉。

＊次　數：100～300次。

＊作　用：滋陰補陽，小兒虛熱喘咳、腹痛、牙痛、睡時磨牙。

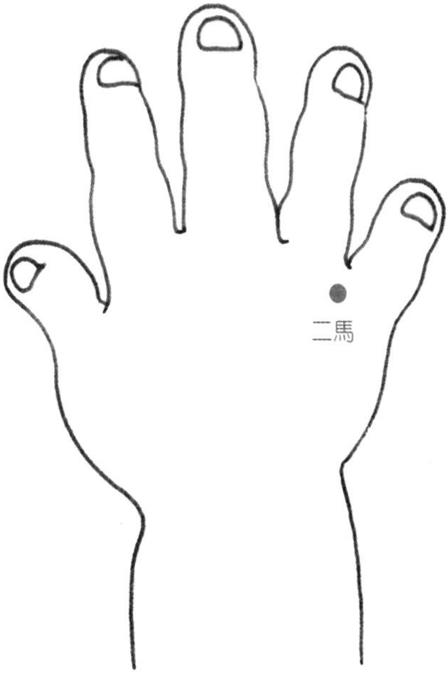

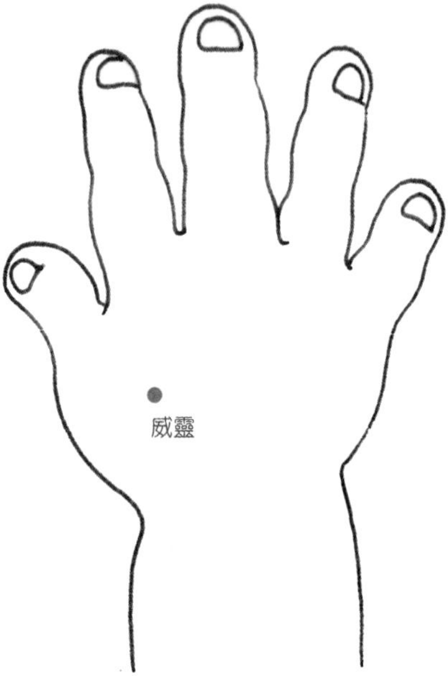

③ 威靈

＊位　置： 手背二、三掌骨歧縫間。

＊操　作： 以拇指掐揉。

＊次　數： 掐5～100次，揉100～200次。

＊作　用： 開竅醒神。

此穴為急救要穴，用於小兒高熱神昏。

④ 外勞宮

＊位　置：掌背中與內勞宮相對處。

＊操　作：用拇指指腹揉。

＊次　數：100～300次。

＊作　用：小兒感冒、腹瀉、鼻塞流涕。

此穴可用於小兒一切寒症，溫陽散寒效果。

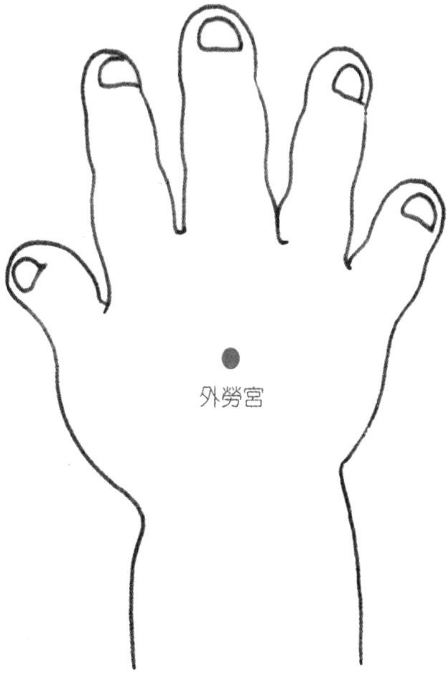

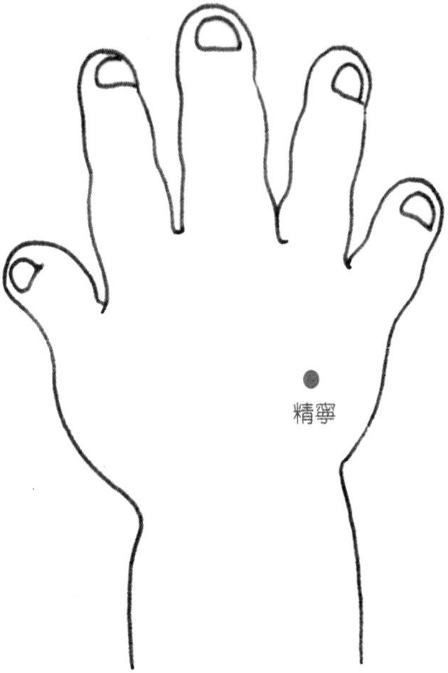

⑤ 精寧

＊位　置：手背第四、五掌骨歧縫間。

＊操　作：用拇指掐揉。

＊次　數：5～10次，揉100～300次。

＊作　用：小兒消化不良，多痰、咳喘。

此穴若是小兒體質虛弱慎用。

⑥ 一窩風

* ＊位　置： 手背腕橫紋正中凹陷處。
* ＊操　作： 中指或拇指端揉，稱做揉一窩風。
* ＊次　數： 100～200次。
* ＊作　用： 溫中行氣，小兒腹痛、感冒。

此穴對理療小兒受寒引起的腹痛效果良好。

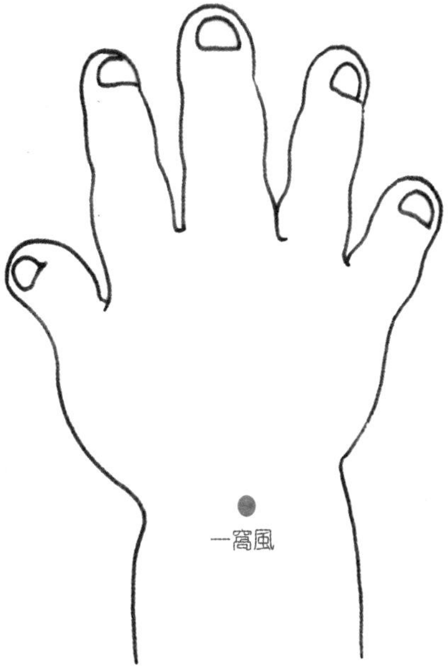

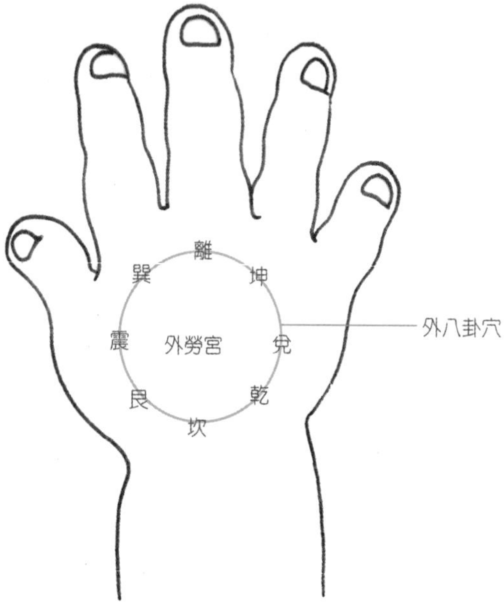

7 外八卦穴

* 位　置： 掌背與內八卦相對處。
* 操　作： 拇指做順時針方向運，稱運外八卦。
* 次　數： 100～200次。
* 作　用： 寬胸理氣，小兒腹脹、便秘。

07 小兒推拿常用穴

頸後部

① 耳後高骨

＊位　置：耳後入髮際高骨下凹陷中。

＊操　作：兩拇指或中指端揉，稱揉耳後高骨。

＊次　數：30～50次。

＊作　用：頭痛、煩躁、發燒。

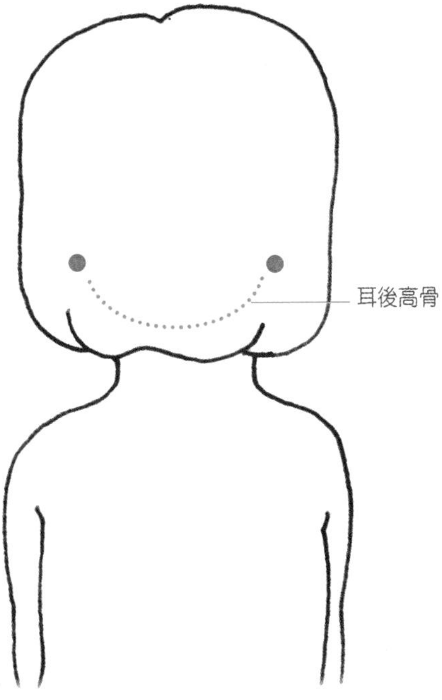

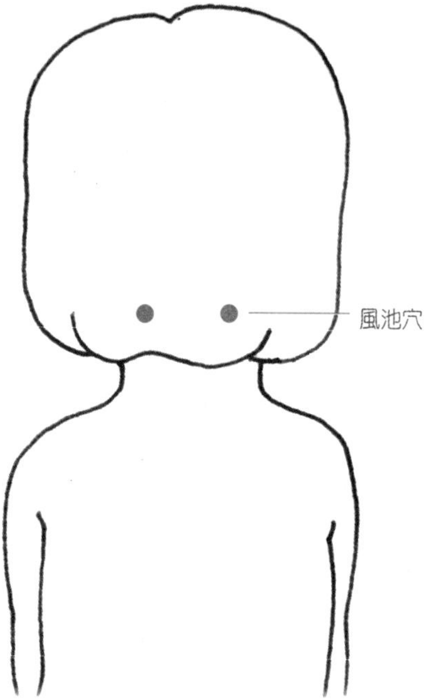

2 風池穴

＊位　置： 入髮際兩側凹陷處。

＊操　作： 兩拇指端揉。

＊次　數： 30～50次。

＊作　用： 小兒感冒、發熱。

此穴發汗效果強，小兒發熱汗不出時常用穴。

③ 天柱骨

＊位　置：頸後髮際正中至大椎穴成一直線。

＊操　作：用拇指或食、中兩指向下直推，稱推天柱骨。

＊次　數：100～300次。

＊作　用：小兒發熱、嘔吐。

此穴為退高熱之要穴。

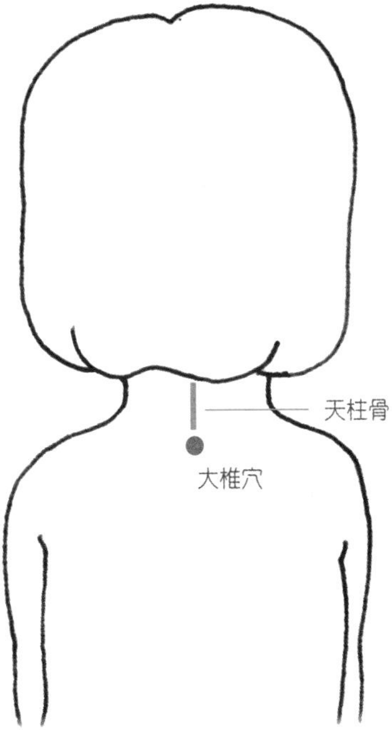

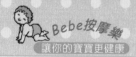

08 小兒推拿常用穴—背部

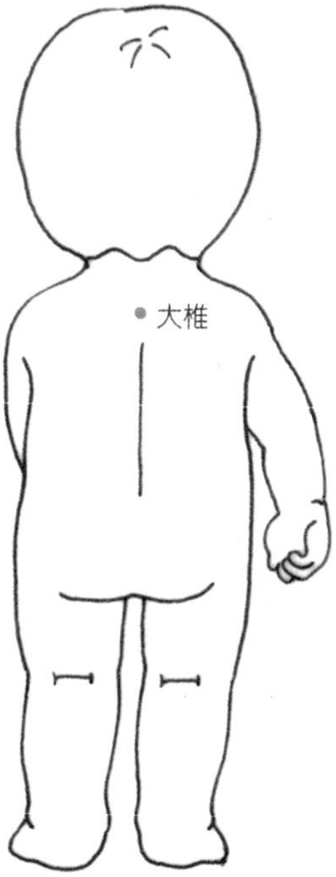

1 大椎穴

*位　置：位於第七頸椎棘突下。

*操　作：用拇指按揉。

*次　數：30～50次。

*作　用：小兒感冒、發熱、咳嗽、哮喘。

此穴也為小兒發高熱，汗不出時常用穴。

② 肺俞

＊位　置：第三胸椎棘突下旁開1.5吋，左右各一。

＊操　作：兩指指腹分別按揉。

＊次　數：50～100次。

＊作　用：調肺氣、小兒咳嗽。

此穴在按揉時沾點鹽，效果更好，理療呼吸系統效果好。

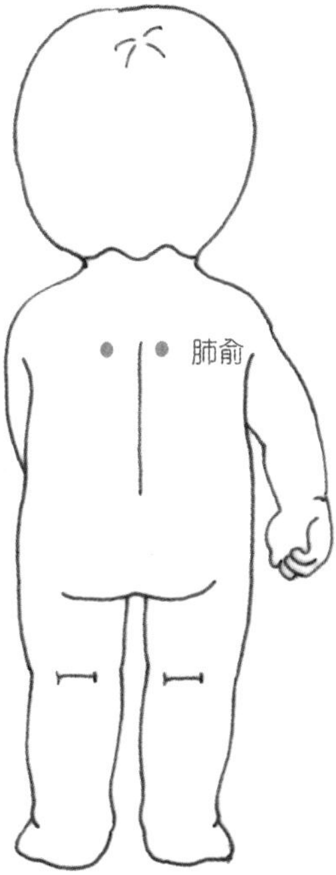

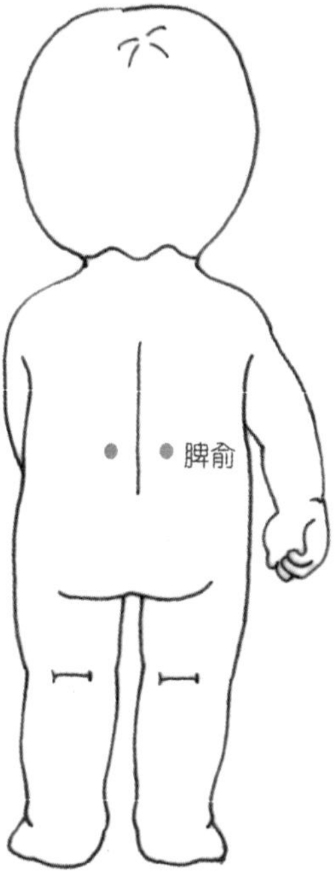

③ 脾俞

＊位　置：第十一胸椎棘突下旁開1.5吋左右各一。

＊操　作：用兩指端按揉。

＊次　數：50～100次。

＊作　用：健脾胃，小兒消化不良、吐瀉。

④ 胃俞

＊位　置：第十二胸椎棘突下旁開1.5吋，左右各一。

＊操　作：用兩拇指端按揉。

＊次　數：50～100次。

＊作　用：和胃健脾、小兒嘔吐、腹脹、消化不良。

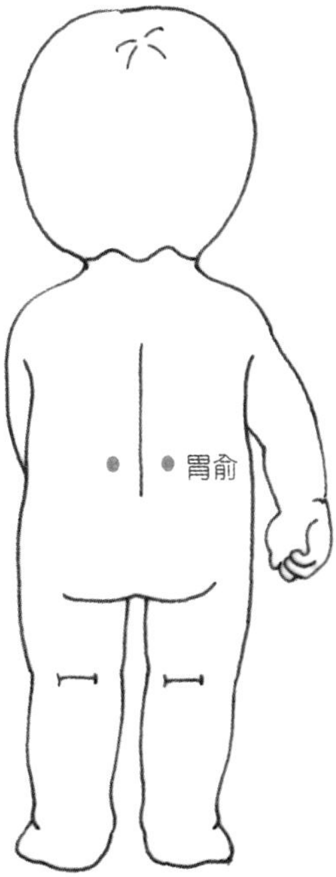

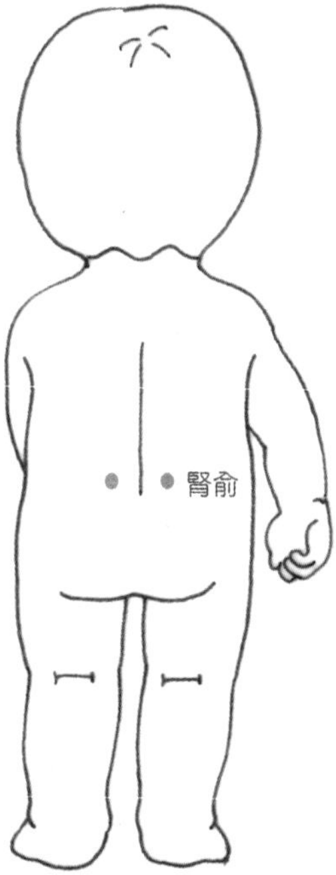

5 腎俞

＊位　置：第二腰椎棘突下旁開1.5吋，左右各一。

＊操　作：用兩拇指端按揉。

＊次　數：50～100次。

＊作　用：滋陰補腎氣、小兒腹瀉、體虛。

6 脊柱

＊位　置：大椎至長強成一直線。

＊操　作：1. 用食、中兩指由上而下直推，稱推脊。
　　　　　2. 用捏法，稱捏脊。

＊次　數：推50～100次，揉3～5遍。

＊作　用：推脊：清熱、小兒高熱、驚風。
　　　　　捏脊：調氣血、陰陽。

捏脊法是小兒推拿保健理療法重要法之一。

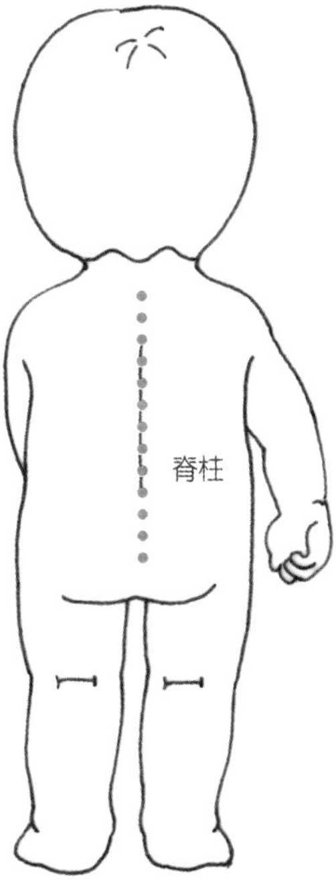

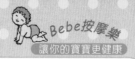

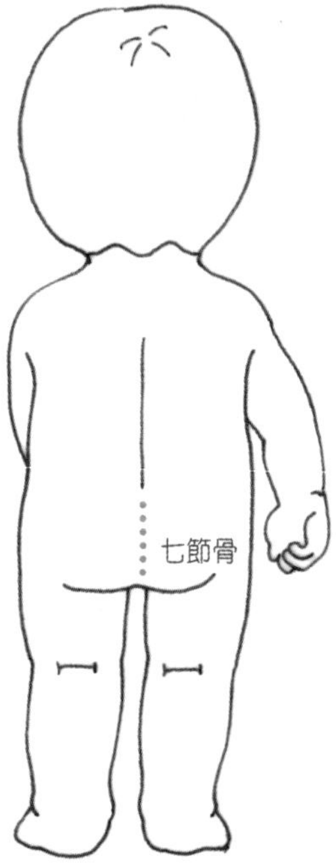

7 七節骨

＊位　置：第四腰椎與尾骨端成一直線。

＊操　作：用拇指或食、中兩指自上而下或自下而上作直推。

1.自上而下，稱推下七節骨。

2.自下而上，稱推上七節骨。

＊次　數：50～100次。

＊作　用：推上七節骨：小兒腹瀉。

推下七節骨：小兒便秘。

8 龜尾

＊位　置：尾骨端。

＊操　作：拇指或中指端揉稱揉龜尾。

＊次　數：100～300次。

＊作　用：調理消化功能、小兒便秘、腹瀉。

此穴有調小兒氣血療效，又可止瀉又可通便雙效作用。

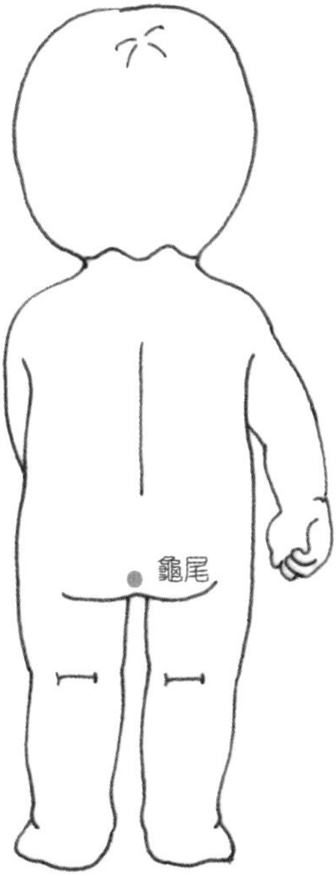

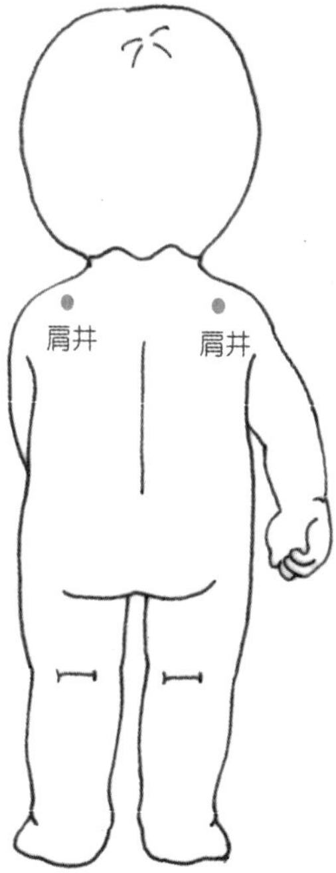

9 肩井穴

*位　置：大椎與肩峰連線之中點處。

*操　作：用拇指與食、中兩指對稱用力提拿，稱拿肩井，用指端按，稱按肩井。

*次　數：5～10次。

*作　用：通利氣血、小兒感冒。

09 小兒推拿常用穴——下肢部

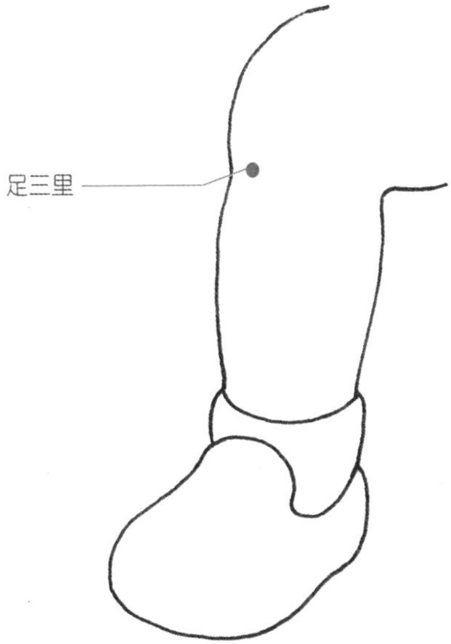

1 足三里

＊位　置：外膝眼下3吋，左右腳各一。

＊操　作：用拇指端按揉，稱揉足三里。

＊次　數：50～100次。

＊作　用：健脾和胃、小兒腹脹、腹瀉嘔吐。

此穴為小兒保健常用穴之一。

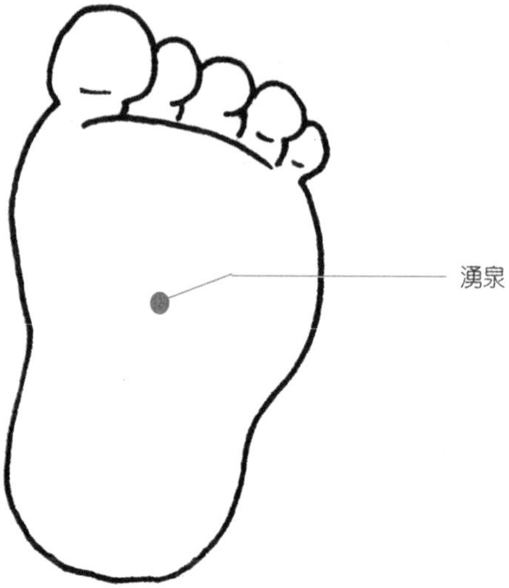

② 湧泉

＊位　置：足掌心前下凹陷處。

＊操　作：用拇指端揉，稱揉湧泉，向足腳趾方向推，稱推湧泉。

＊次　數：50～100次。推50～100次

＊作　用：通經活絡、小兒發熱、五心煩熱。

推湧泉穴，可以引火歸元，退小兒虛熱。

chapter 2

小兒推拿複式手法理療法

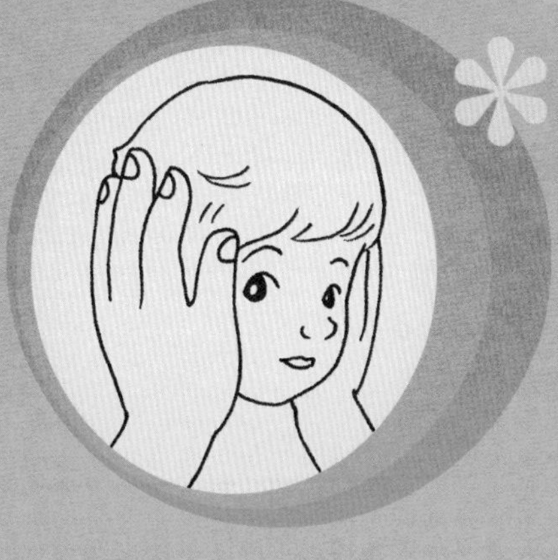

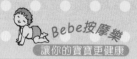

01 黃蜂入洞

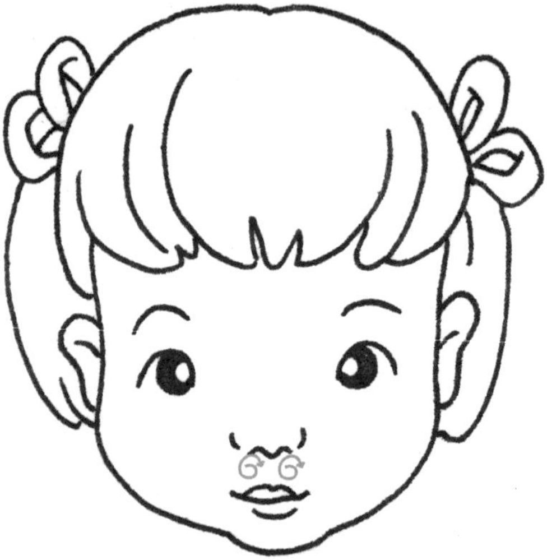

＊位　置：兩鼻孔下方。

＊操　作：以左手扶小兒的頭部，右手食、中兩指端輕揉小兒兩鼻孔下。

＊次　數：30～50次。

＊作　用：感冒、鼻塞不通、發高熱無汗、急慢性鼻炎、流鼻涕等。

02 揉耳搖頭法

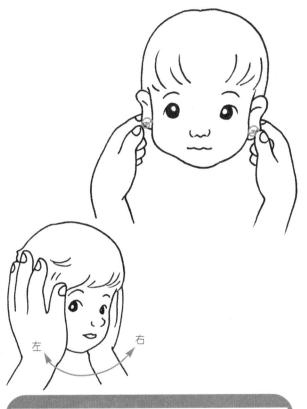

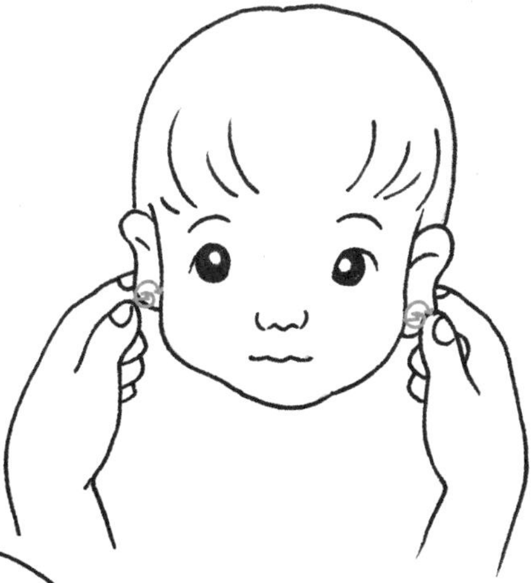

＊位　置：頭部及兩耳垂。

＊操　作：以雙手拇指及食指兩指指腹相對分別用力揉小兒兩耳垂，然後兩手捧小兒之頭部，左右搖動。

＊次　數：捻揉50次，左右搖動10次。

＊作　用：鎮驚、腹部脹氣、便秘。

03 猿猴摘果法

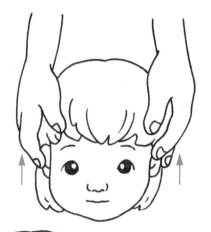

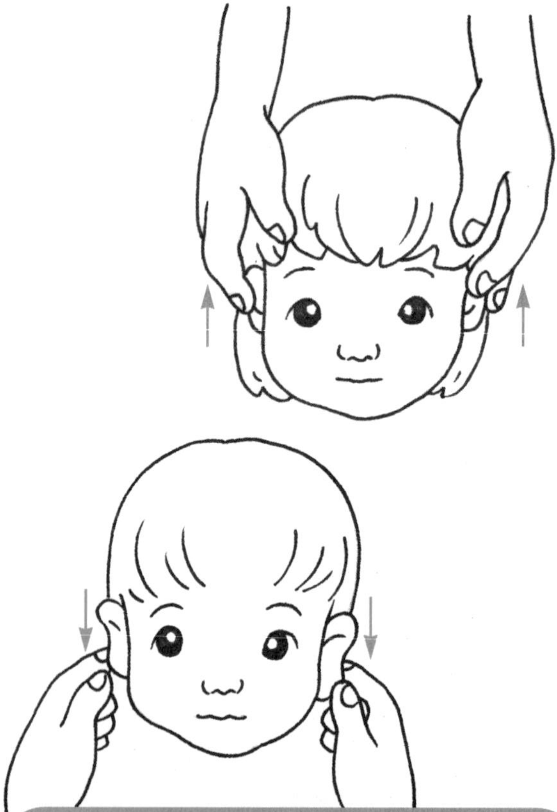

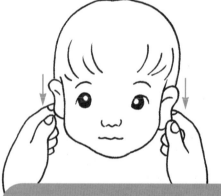

*位　置：兩耳尖及兩耳垂。

*操　作：以兩手食、中兩指夾小兒兩耳尖向上提拉，然後再揉兩耳垂向下牽拉。

*次　數：向上拉20～30次，向下牽拉20～30次。

*作　用：消化不良、痰多、冷熱不調。

04 雙鳳展翅

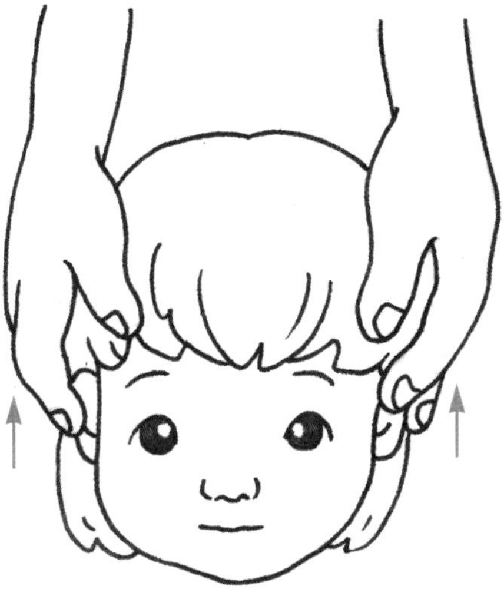

＊位　置：兩耳。

＊操　作：用雙手食、中兩指夾揉小兒兩耳，向上提數次。

＊次　數：提3～5次，可反覆操作3～5遍。

＊作　用：止咳、感冒、化痰。

05 蒼龍擺尾

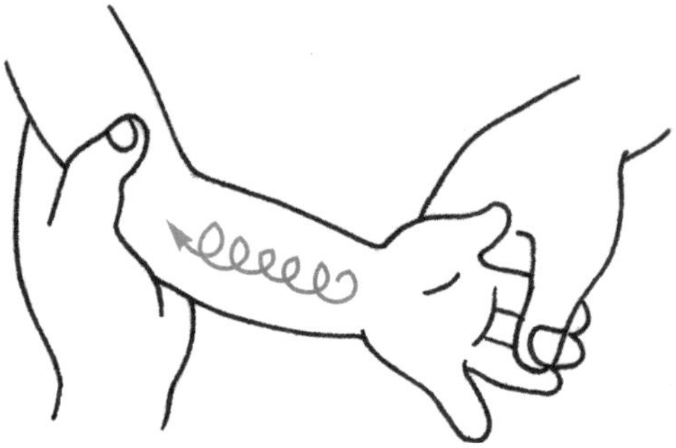

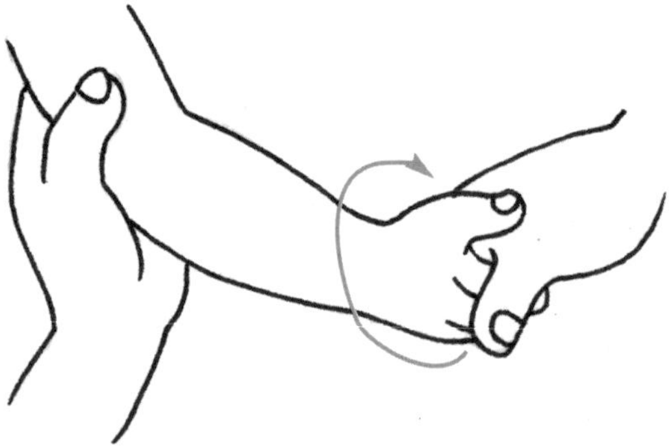

＊位　置：手肘部。

＊操　作：1.搓揉肘部，用右手拿小兒食、中、無名三指，左手自總筋至肘來回搓揉。

2.搖肘：左手拿肘，右手持小兒三指搖動。

＊次　數：搓揉5～10次，搖10次，可反覆數遍。

＊作　用：通便、腹脹、嘔吐、口臭。

06 鳳凰展翅

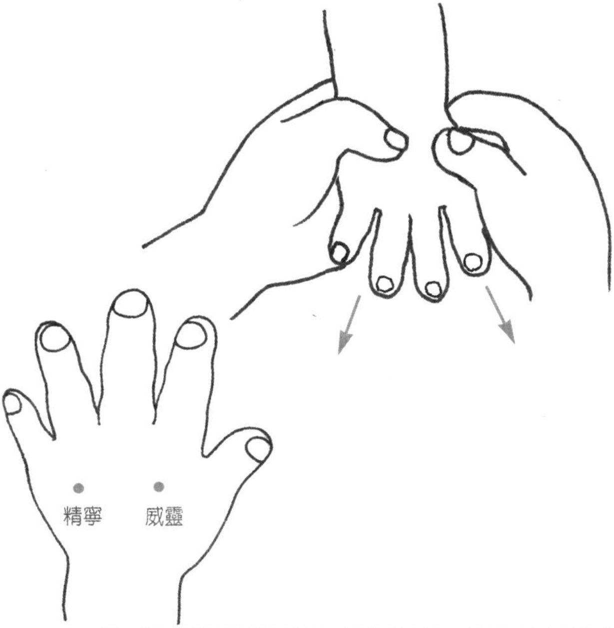

＊位　置：手腕及手背部。

＊操　作：以兩手食、中兩指，夾揉固定小兒之左腕部，同時以兩拇指，分別掐小兒之精寧，威靈兩穴，並使腕關節上下擺動如鳳凰展翅之狀。

＊次　數：擺動20～30次。

＊作　用：有溫肺、溫補氣血、定驚、除呃逆之效。

小兒推拿廣意一書指出：「此法性溫治涼」，能溫中散寒，常用於寒喘、痰，或呃逆頻發。

07 鳳凰鼓翅

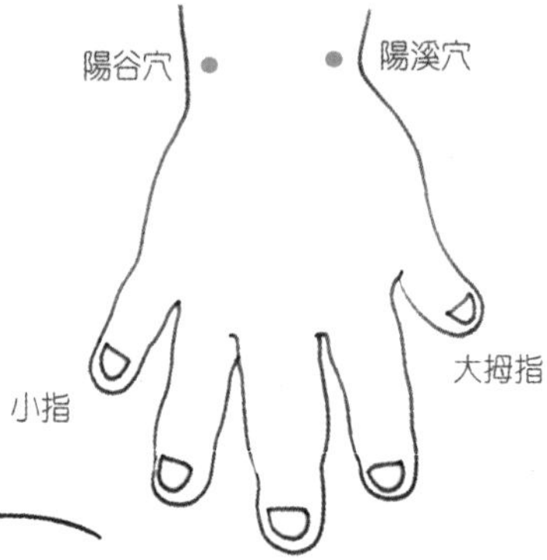

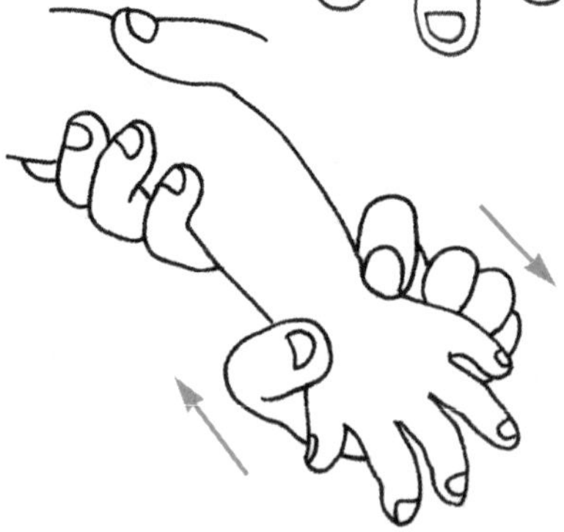

＊位　置：肘關節及腕背部。

＊操　作：以左手托小兒肘部，右手握小兒腕部，分別以拇指、食指分別按掐小兒腕背部的陽溪和陽谷兩穴，左右搖動。

＊作　用：提神，調理氣血。

08 鳳凰單展翅法

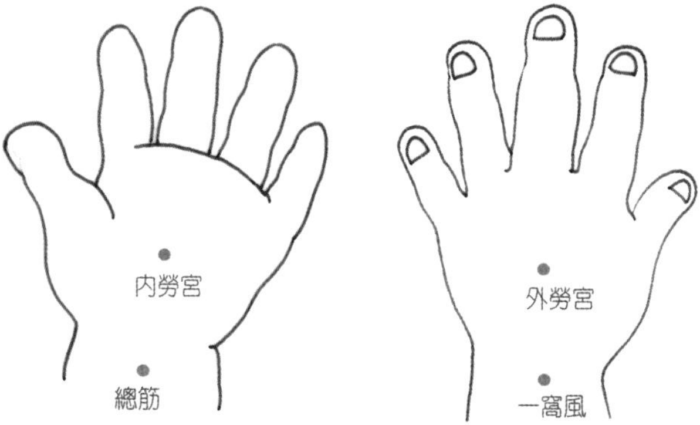

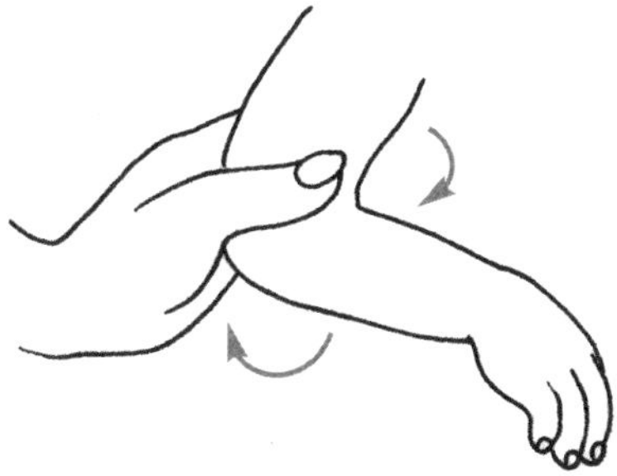

＊位　置：手腕和掌心。

＊操　作：以左手拇、食兩指分別掐拿小兒總筋和一窩風穴，右手拇、食兩指分別掐拿內、外勞宮，並搖動腕關節。

＊次　數：10～20次。

＊作　用：有調和氣血，補虛，小兒虛煩發熱、怕冷、寒咳。

09 赤鳳點頭

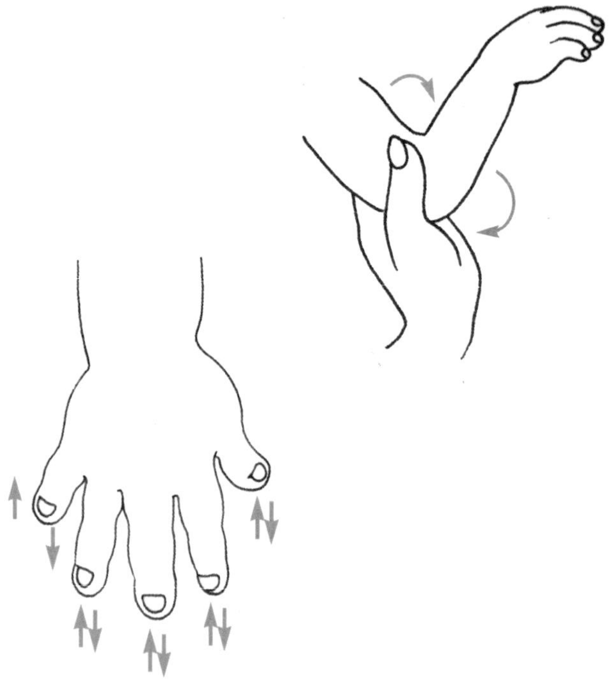

＊位　置：肘部及五根手指。

＊操　作：用左手托小兒的左肘，右手依次拿小兒五指上下搖之，然後搖肘，如赤風點頭之狀。

＊次　數：搖20～30次。

＊作　用：補血寧心、小兒咳喘、胸悶、驚嚇不安。

10 烏龍擺尾

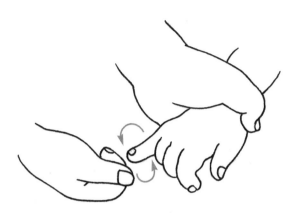

* 位　置：手肘、小指。
* 操　作：左手拿住小兒手腕部，右手拿小指搖動。
* 次　數：50～100次。
* 作　用：通利大、小便。

11 雙龍擺尾

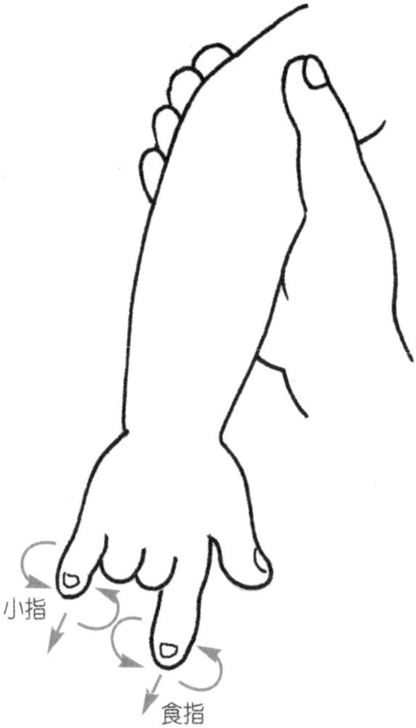

＊位　置：手肘部，小兒食指和小指。

＊操　作：左手托住小兒手肘處，右手拿小兒食指、小指住下扯搖。

＊次　數：50～100次。

＊作　用：通便、利尿。

12 龍入虎口

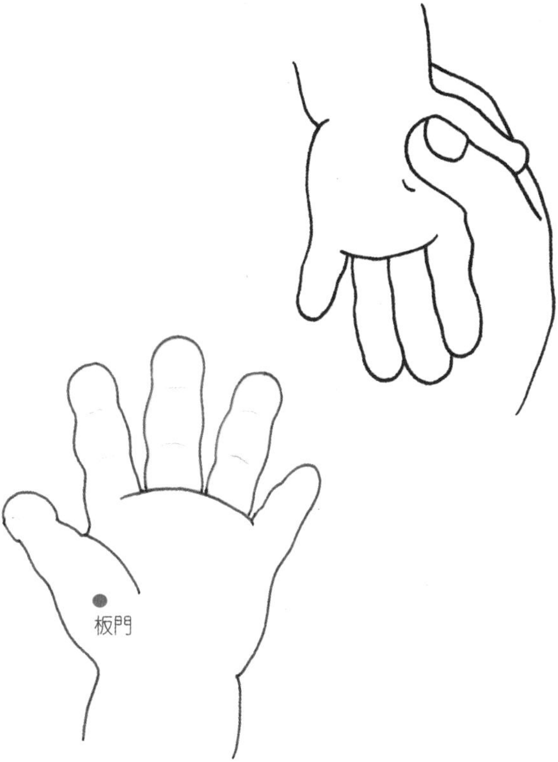

* 位　置：小兒板門處。
* 操　作：左手托小兒掌背，右手叉入虎口，用大拇指按揉小兒板門處。
* 次　數：20～30次。
* 作　用：清熱利濕，小兒發熱、嘔吐腹瀉。

13 運水入土

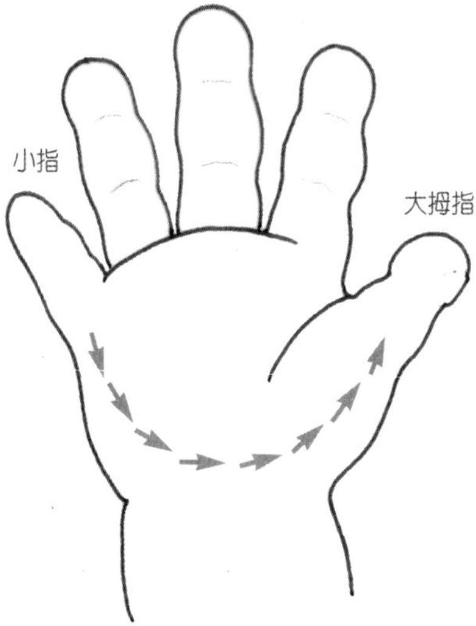

＊位　置：掌心、小指下緣至拇指下緣。

＊操　作：以左手握住小兒之手指，掌心朝上，用右手拇指自小兒小指下緣運至拇指下緣。

＊次　數：運50～100次。

＊作　用：補腎利尿、健脾養胃、通便。

14 運土入水

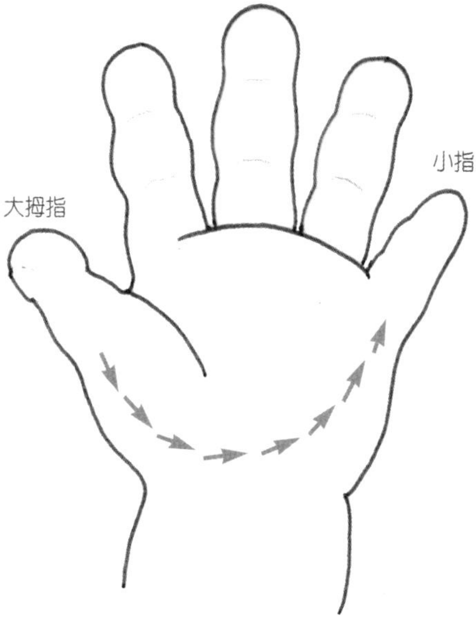

＊位　置：掌心、大拇指下緣至小指下緣。

＊操　作：以左手握住小兒之手指，掌心朝上，用右手拇指自小兒拇指下緣運至小指下緣。

＊次　數：運50～100次。

＊作　用：止瀉、腹脹。

15 水底撈明月

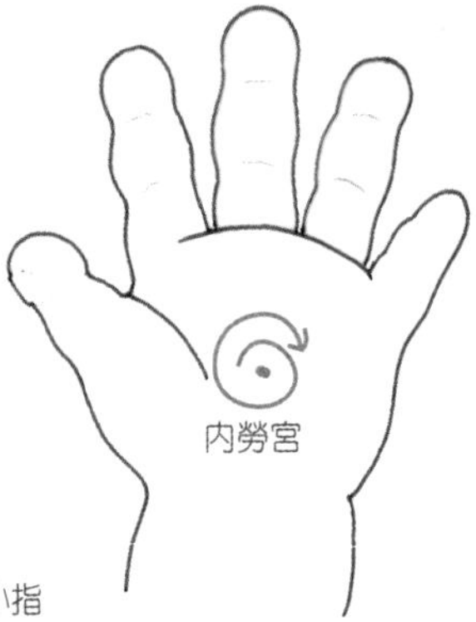

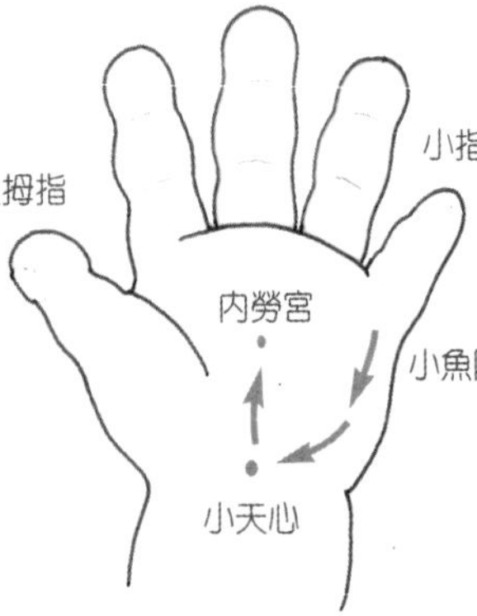

＊位　置：小指下緣至掌心（內勞宮）。

＊操　作：一、用涼水滴入掌心內勞宮處，在掌心旋推，邊推邊吹涼氣。

二、用中指由小指緣推運經小魚際，小天心後轉入內勞再輕輕撈起，如撈明月之狀。

＊次　數：30～50次。

＊作　用：退高熱。

16 打馬過天河

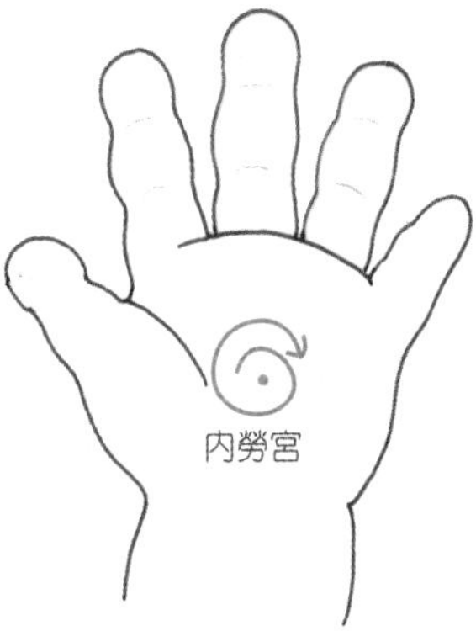

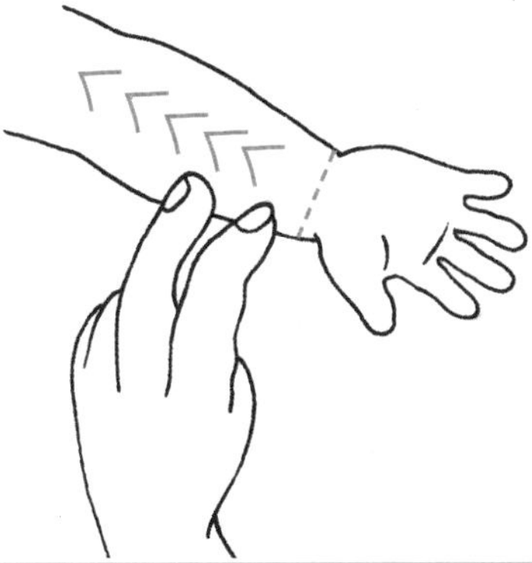

＊位　置：内勞宮、腕橫紋至肘橫紋。

＊操　作：一、先用右手中指在内勞宮按揉100下。

二、再用食中指由腕橫紋輕輕彈打至肘橫紋。

＊次　數：彈打10～30次。

＊作　用：退高熱、咳嗽、氣喘、腹脹。

17 按弦走搓摩

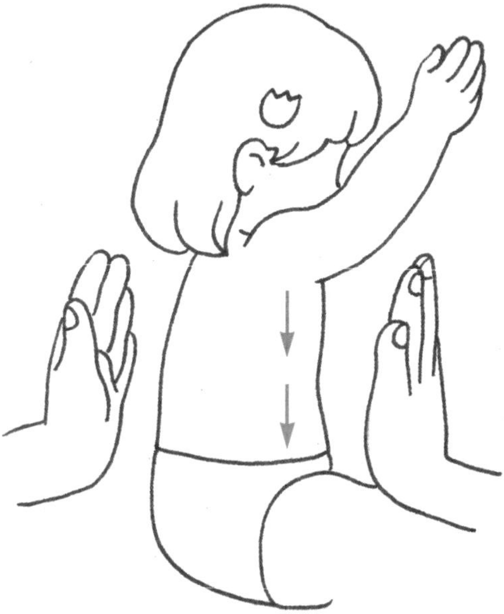

＊位　置：兩肋至天樞。

＊操　作：小兒坐著，雙手抬高，家長雙手五指併攏，由上至下自小兒兩肋處搓摩。

＊次　數：50～100次。

＊作　用：化痰、小兒咳嗽、痰咳不出。

18 肅肺

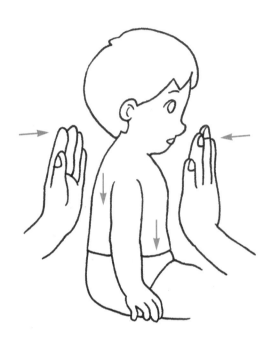

＊位　置：小兒坐著，雙手自然垂放。

＊操　作：雙掌合攏一前一後緊貼小兒胸部和背部，輕快的從上至下搓揉，再往下推擦，最後輕輕拍打。

＊次　數：搓揉5～8遍，推擦5～8遍，輕拍打3～5次。

＊作　用：咳嗽、化痰。

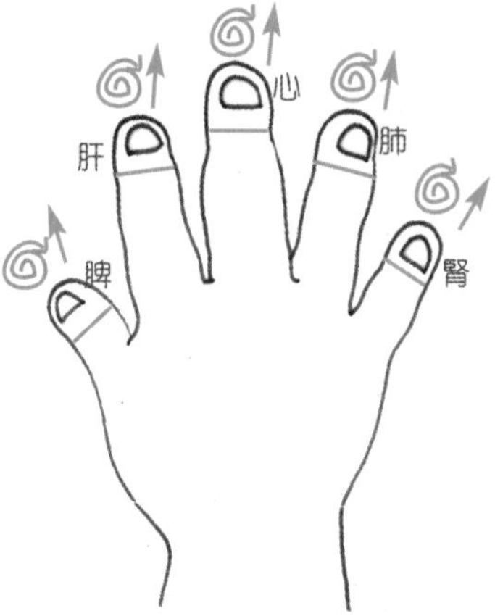

19 調五臟

*位　置：五指。

*操　作：一手拇指與中指對稱拿掐小兒的小天心和一窩風穴。
另一手拇指與食指相對，分別挾住小兒指腹與指背，捻揉併牽扯，從大拇指的脾經開始，依次經食指肝經、中指心經、無名指肺經，至小指腎經。

*次　數：每指捻揉5～10次扯一次，可連續重複以上動作5～10遍。

*注　意：扯小兒手指，力道不可過重。

*作　用：此手法，運用範圍十分廣泛，可以使臟腑調和，氣血感應增加，還可以和陰陽，小兒之夜啼，驚風，食慾不振。

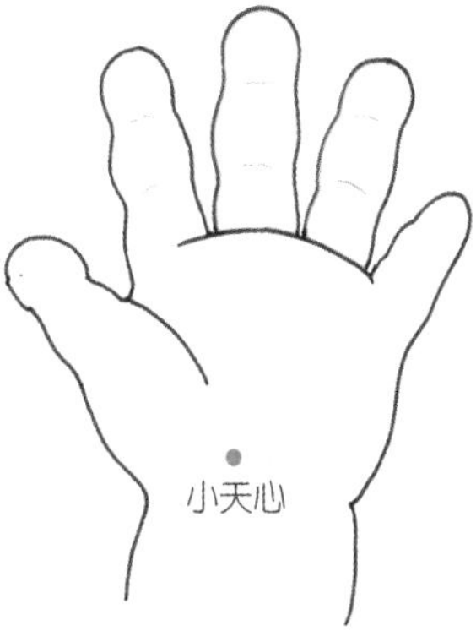
小天心

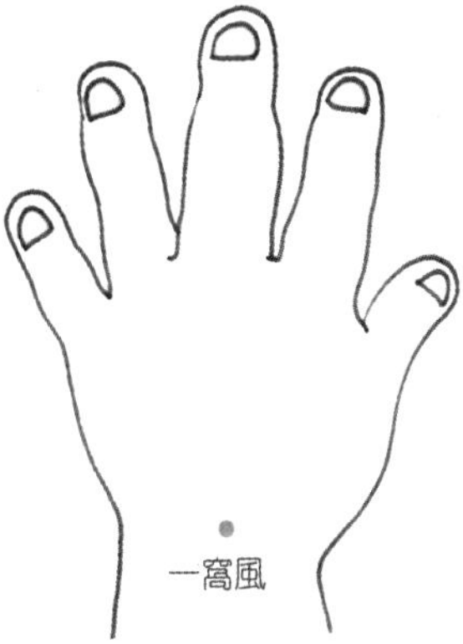
一窩風

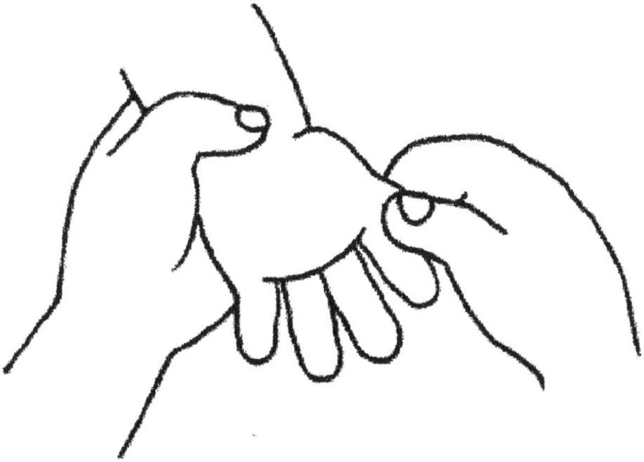

20 十鳴天鼓

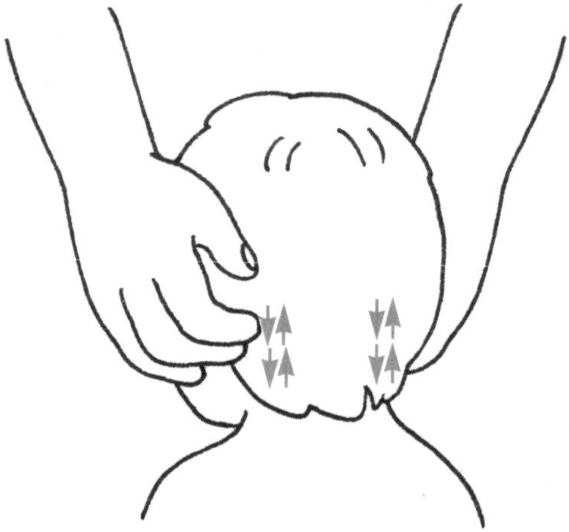

*位　置：小兒兩耳。

*操　作：用掌心罩住小兒兩耳廓，其餘四指自然伸展圍繞小兒頭後，中指和食指輕敲打枕後部，使小兒耳部產生擊響，似鼓鳴。

*次　數：20～40次。

*作　用：通竅、健脈、益腎。

*中醫道：腎開竅於耳，所以常鳴天鼓，能益腎壯骨，故該法為常用的小兒保健方法。

21 開璇璣

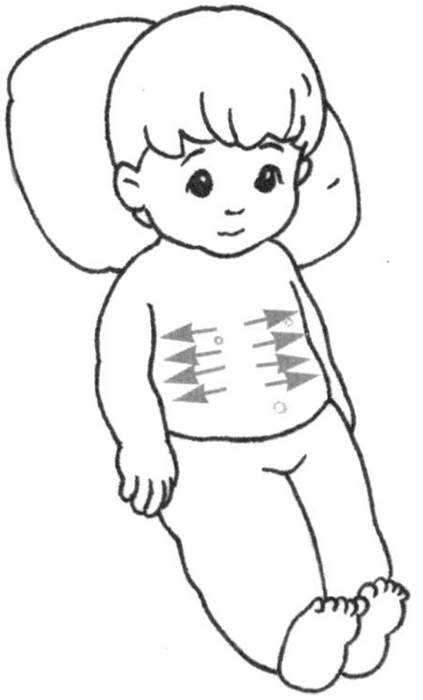

＊位　置：胸、臍、小腹。

＊操　作：1.以雙手拇指從小兒胸肋間隙自上而下向左右兩旁分推。

2.再以中、食兩指併攏，從鳩尾穴向下直推至臍部。

3.中、食兩指併攏，以順時針方向摩腹。

4.中、食兩指併攏再從臍中下推至小腹。

＊次　數：每一個步驟操作10～30次，共操作10～20遍。

＊作　用：降逆氣、小兒咳嗽、哮喘、胸悶、化痰、鼻塞、發熱等症狀。

此法為小兒推拿常見理療手法，療效十分良好。

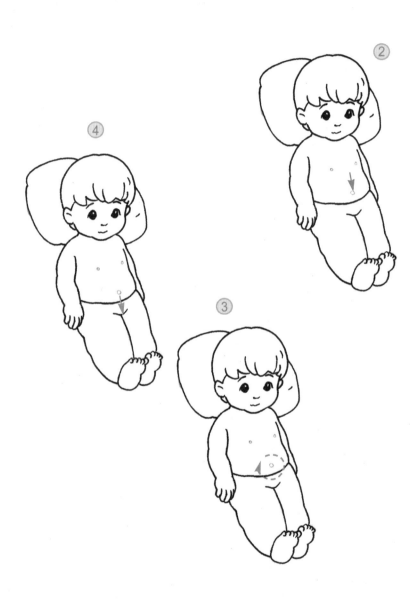

②

④

③

22 揉臍及掐龜尾併擦七節骨

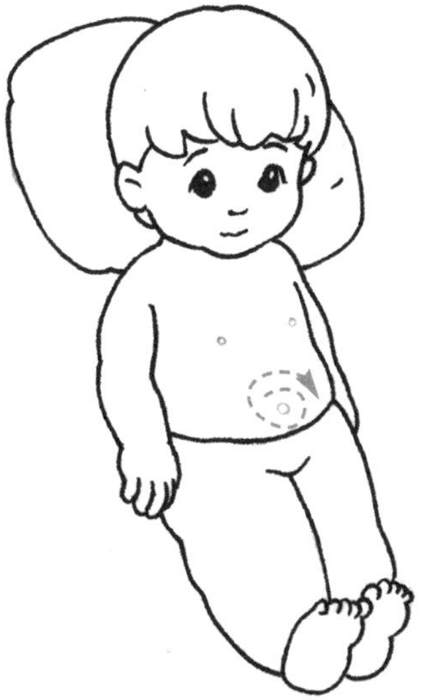

＊位　置：肚臍、第四腰椎、尾骨端（龜尾穴）。

＊操　作：1.小兒先仰臥，家長中、食兩指併攏揉臍。
2.小兒俯臥，家長再以拇指或中指揉龜尾穴。
3.最後食、中兩指併攏，推擦七節骨往下推擦為瀉法。往上推擦為補法。

＊次　數：揉臍3分鐘，揉龜尾穴3～5分鐘，推擦七節骨50～100次。

＊作　用：調氣血，小兒消化系統問題，通便止瀉。

此手法用在理療小兒消化系統相當好。

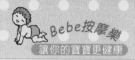

②

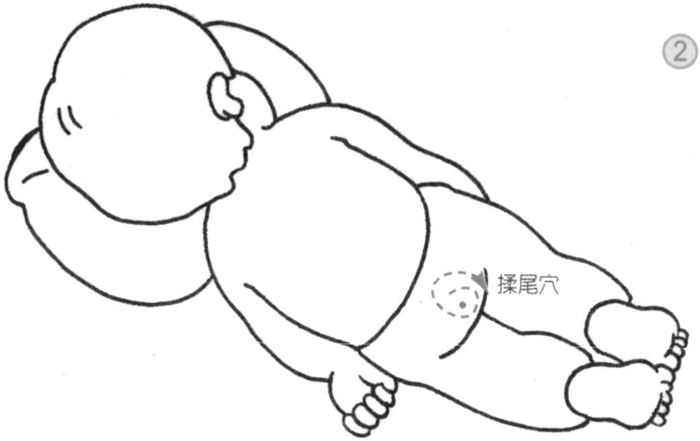

③

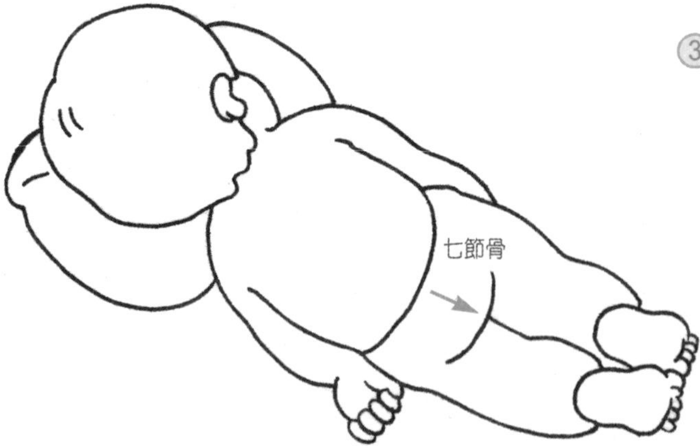

23 總收法

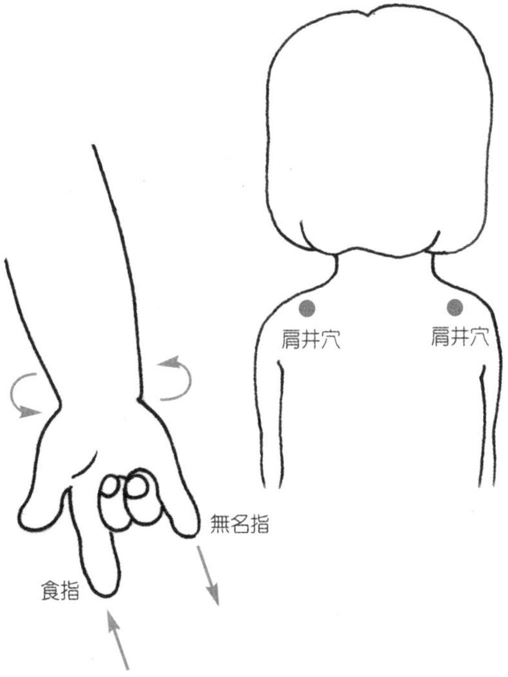

＊位　置： 小兒肩井穴、食、中兩指。

＊操　作： 令小兒坐著，然後以左手中指掐按小兒的肩井穴，再以右手拇、食、中三指緊拿小兒食指和無名指，牽拉搖動小兒的手。

＊次　數： 20～30次。

＊作　用： 能通行一身之血氣，小兒感冒等病症。

此法可作為小兒推拿理療法所有方法後結束法。

chapter 3

小兒常見症臨床理療法

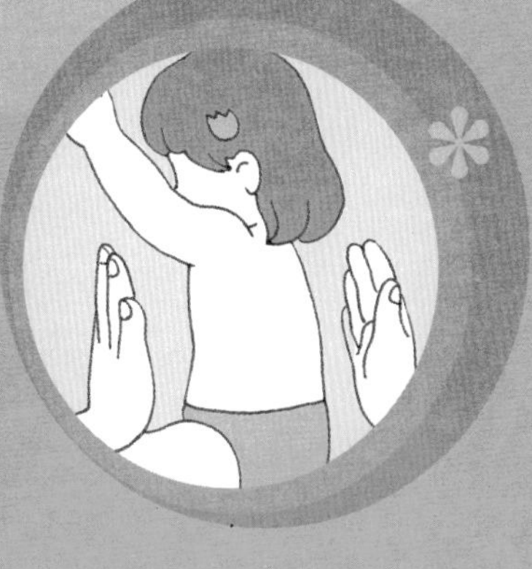

01 小兒常見症臨床理療法

感冒：發燒

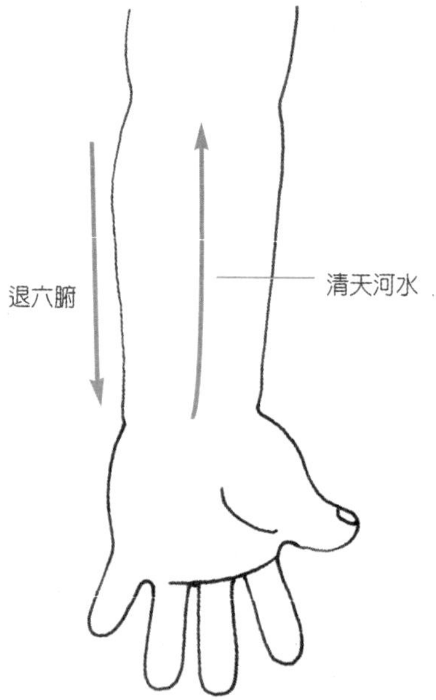

一、清天河水300次。

二、退六腑300次。

三、推天柱骨100次。

四、按揉風池50次。

五、推脊300次。

貼心小叮嚀

小兒居住環境要清潔衛生，和暖通風。

小兒在發燒期要補足水份，給予易消化的食物。

仔細觀察小兒體溫，精神狀態。

注意氣候變化。

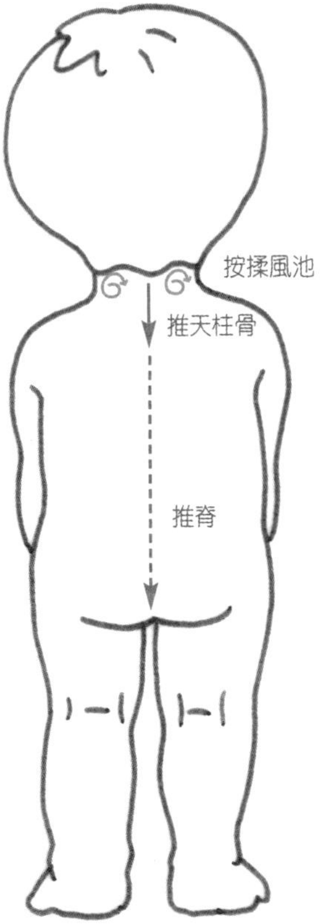

02 小兒常見症臨床理療法

感冒：咳嗽、痰多、鼻塞流涕

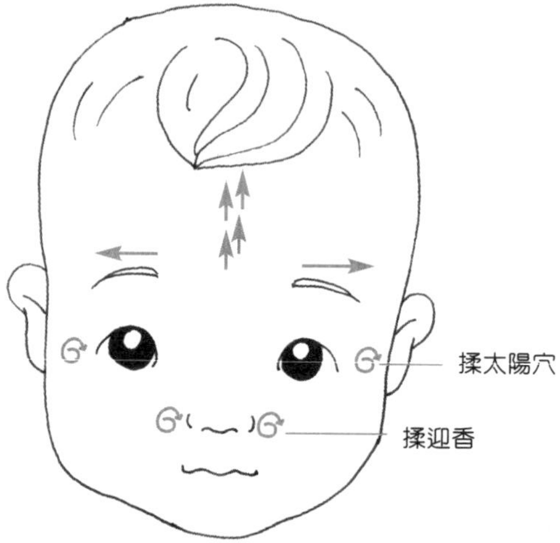

一、開天門200次。

二、推坎宮200次。

三、揉太陽200次。

四、揉迎香200次。

五、開璇璣。

六、按弦走搓摩。

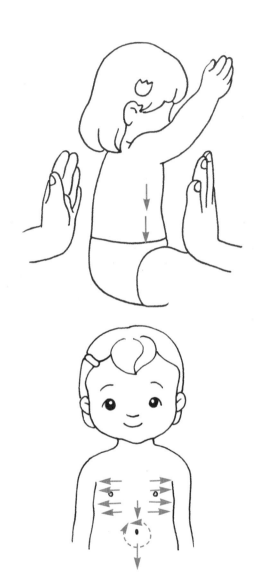

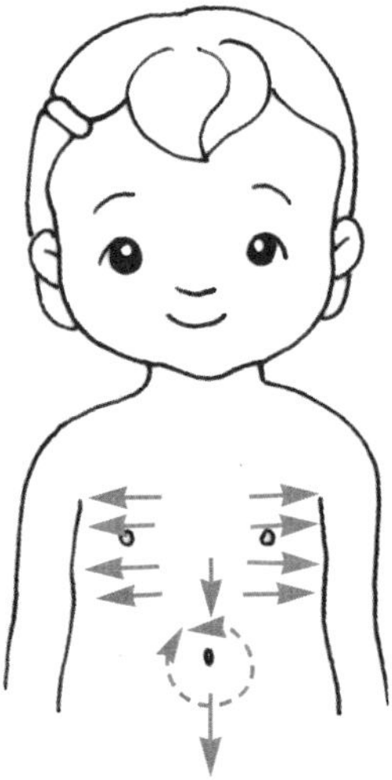

貼心小叮嚀

小兒居住房間宜空氣流通、清潔。

飲食宜清淡富有營養，忌食生冷油膩辛辣酸甜，刺激性較大的食物。

小兒生病期不宜到公共場所，避免交互傳染。

03 小兒常見症臨床理療法

消化系統：腹瀉

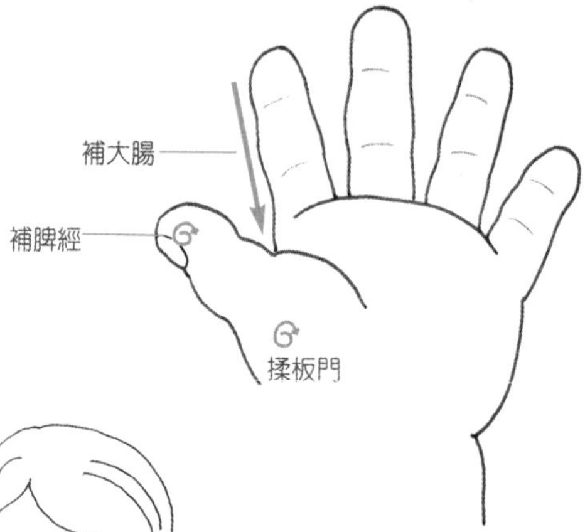

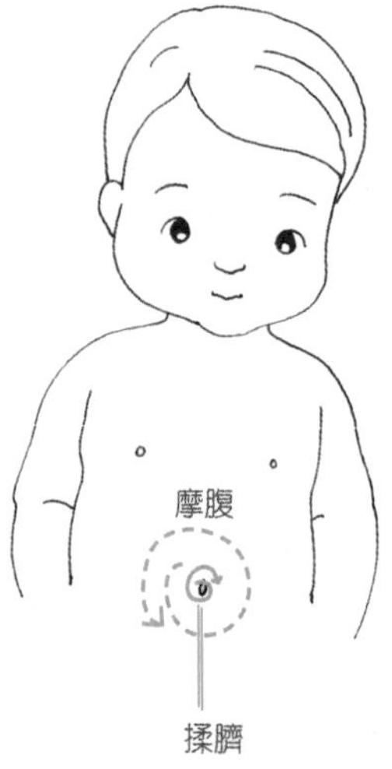

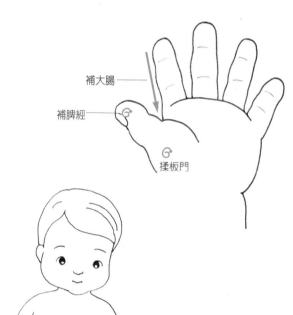

一、揉板門100次。

二、補脾經300次。

三、補大腸200次。

四、摩腹逆時針3分鐘。

五、揉臍2分鐘。

六、推上七節骨300次。

七、揉龜尾500次。

貼心小叮嚀

要注意水分的補充，以避免小兒出現脫水症狀。

注意小兒平時飲食習慣，不可過量或過油。

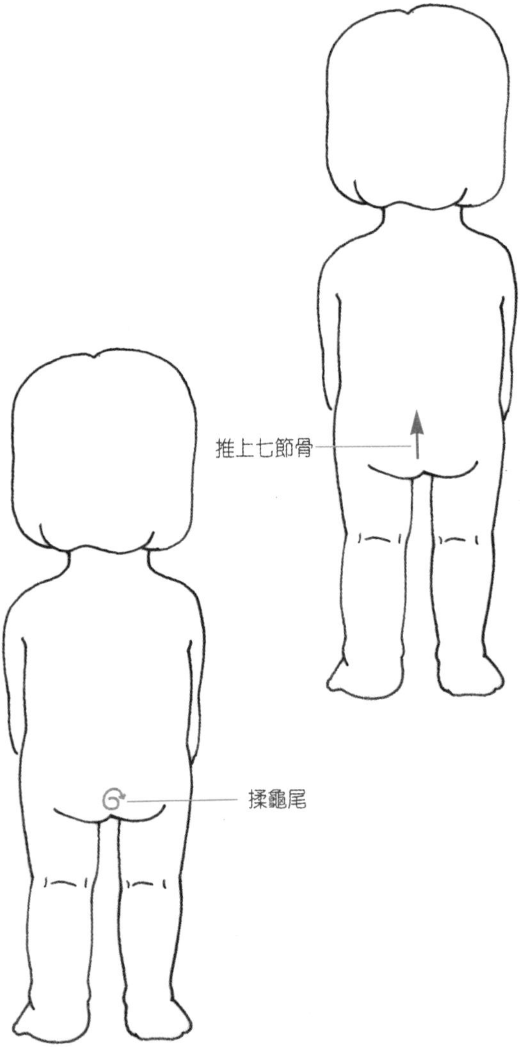

04 小兒常見症臨床理療法

消化系統：便秘

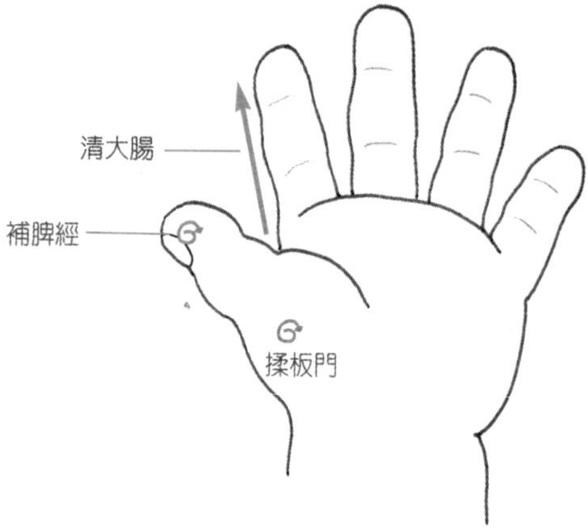

一、揉板門100次。

二、補脾經300次。

三、清大腸200次。

四、摩腹順時針方向3分鐘。

五、揉臍2分鐘。

六、推下七節骨300次。

七、揉龜尾500次。

貼心小叮嚀

養成小兒排便的好習慣，多給予水果，蔬菜食物。

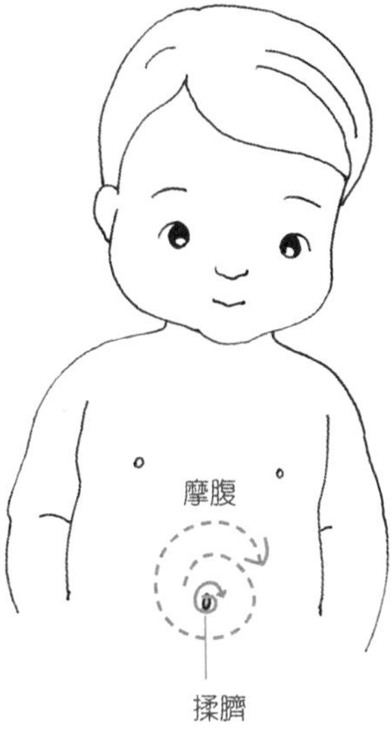

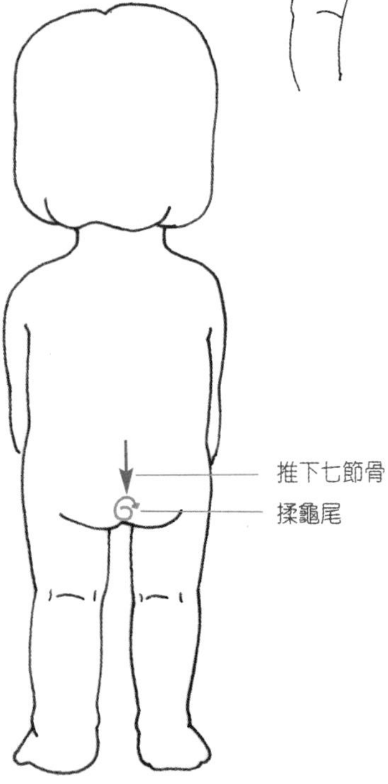

05 小兒保健臨床理療法

保健篇

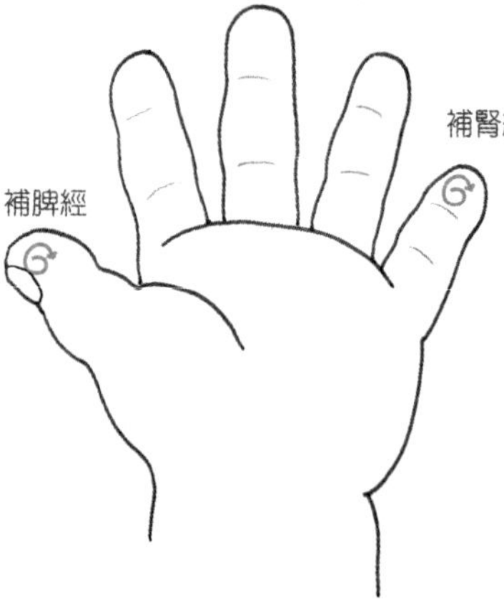

一、補脾經300次。

二、補腎經300次。

三、按揉腎俞200次。

四、按揉足三里300次。

五、捏脊3～5遍。

貼心小叮嚀

保健方每日可做一至兩次，在小兒無任何不適之症下，可讓小兒強身健體，提高免疫功能。

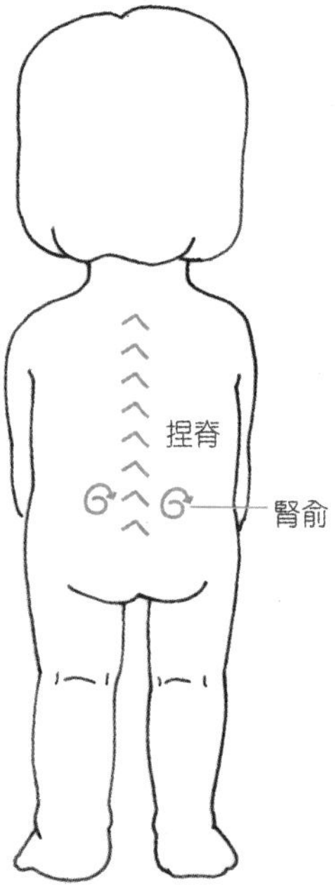

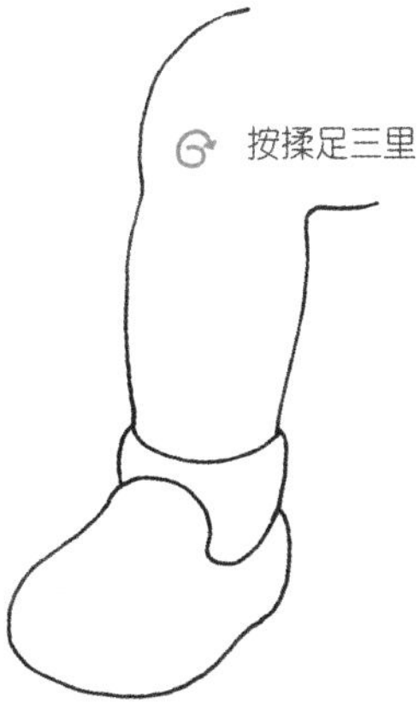

chapter 4

小兒推拿DIY法

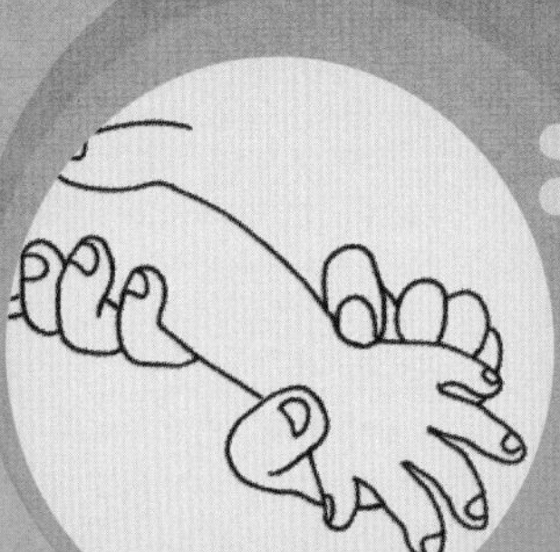

01 小兒推拿DIY法

感冒篇

家長可以依小兒症狀，DIY為小兒做理療，幫助小兒舒緩不適之症。

小兒有發熱

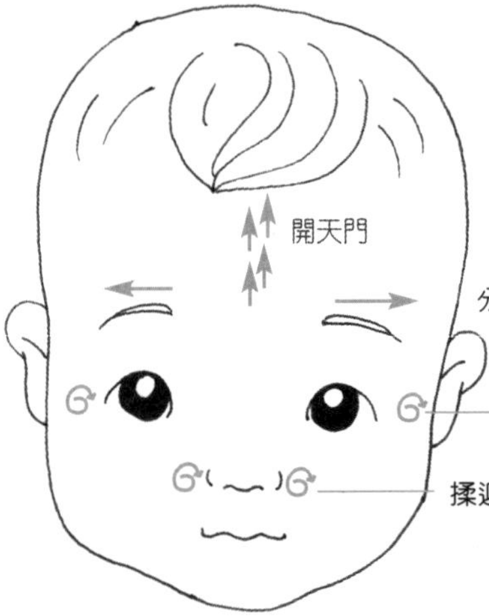

鼻塞、流涕

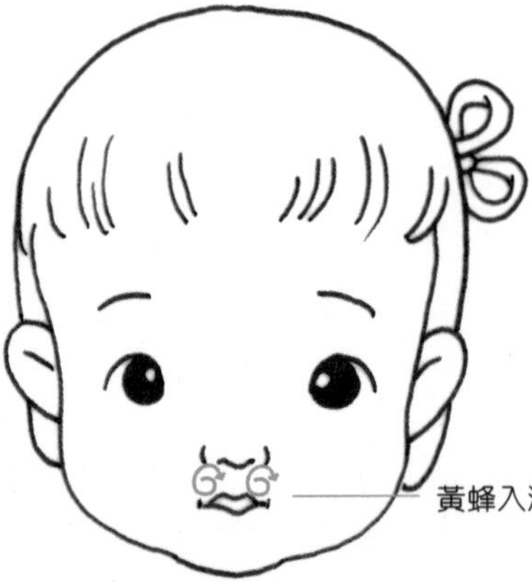

貼心小叮嚀

除上述例舉方法，家長可以再依小兒的症狀，參考本書穴位及理療作用效果再增其他手法。

咳嗽

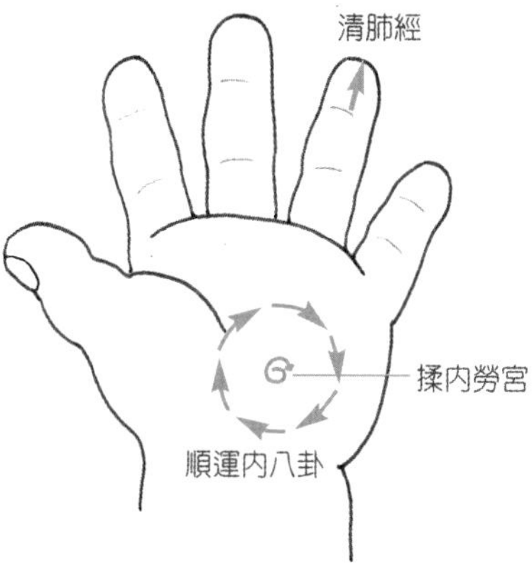

痰多可加

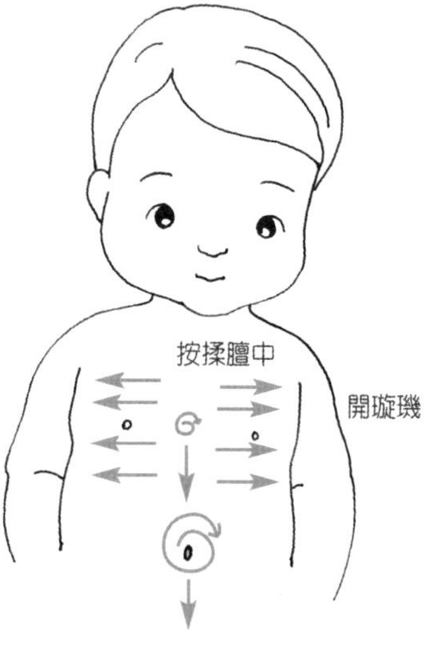

小兒食慾不好

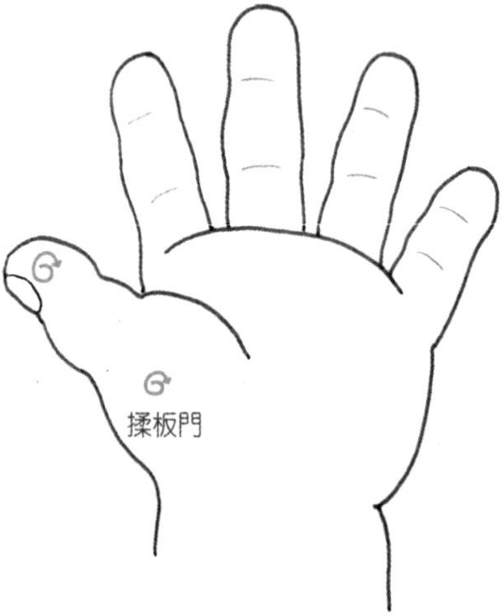

02
小兒推拿DIY法
消化系統篇

小兒腹瀉

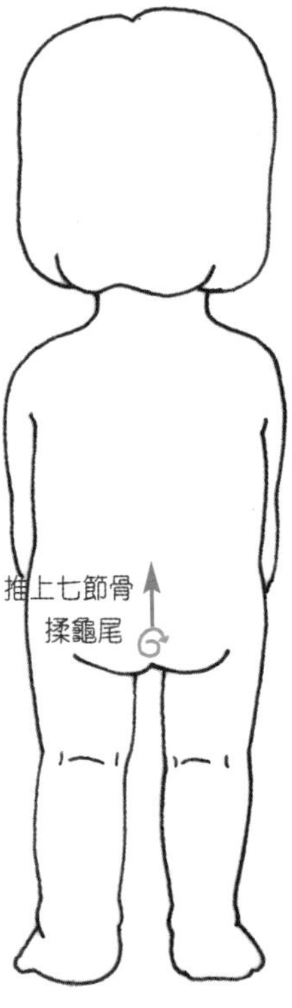

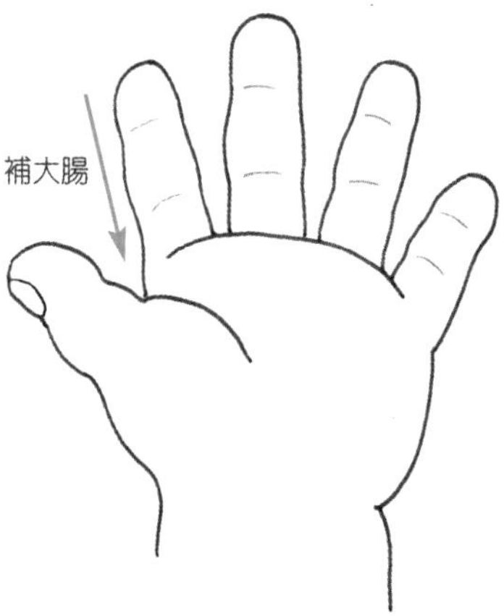

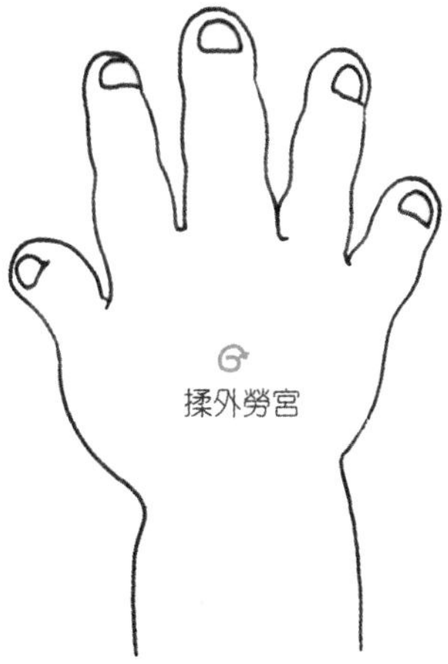

小兒便秘

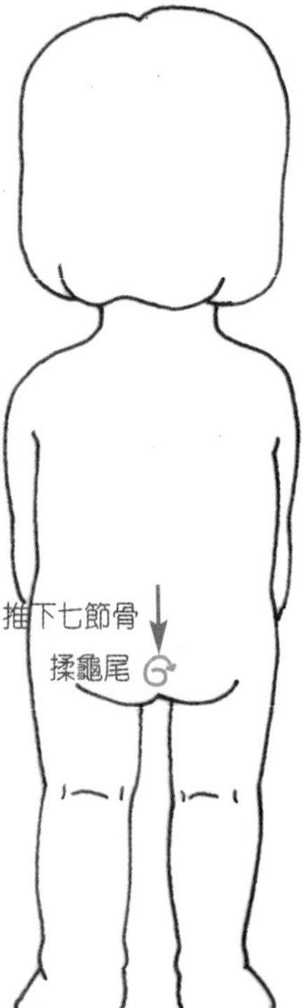

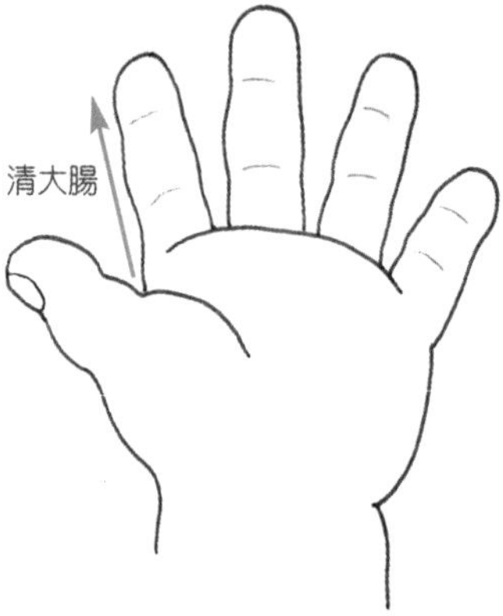

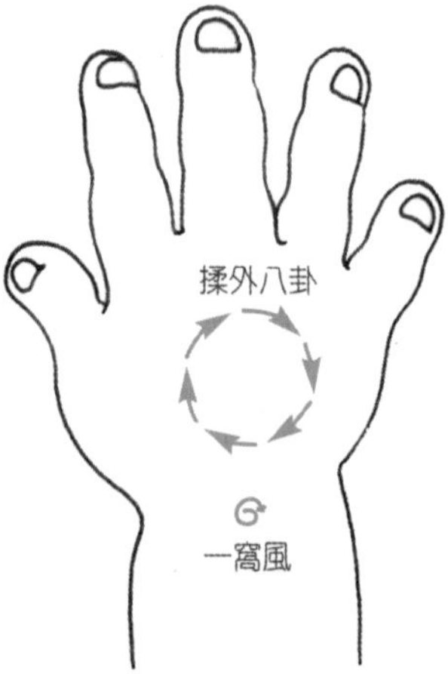

小兒出現嘔吐

貼心小叮嚀

除上述列舉方法，家長可以再依小兒的症狀，參考本書穴位及理療作用效果再增添其他手法。

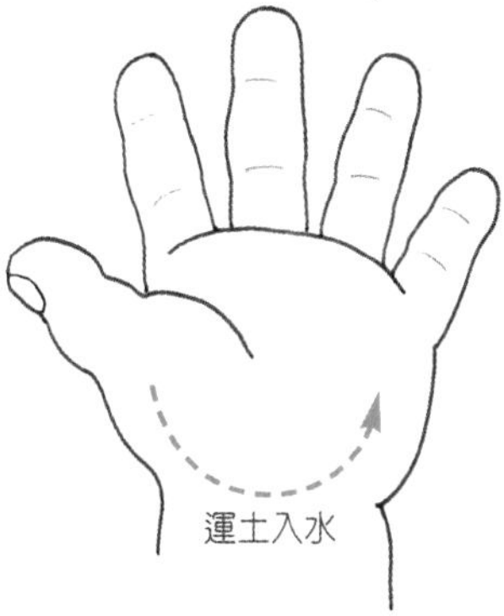

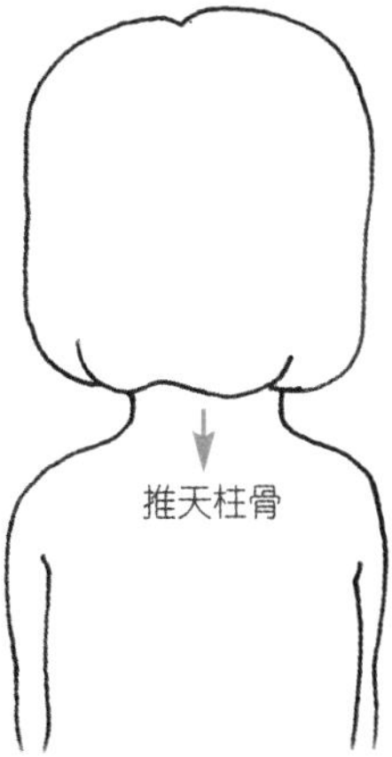

03

小兒推拿DIY法

睡眠篇

當小孩出現睡眠品質不好時，可以以下列手法做理療。

小兒睡眠品質不好

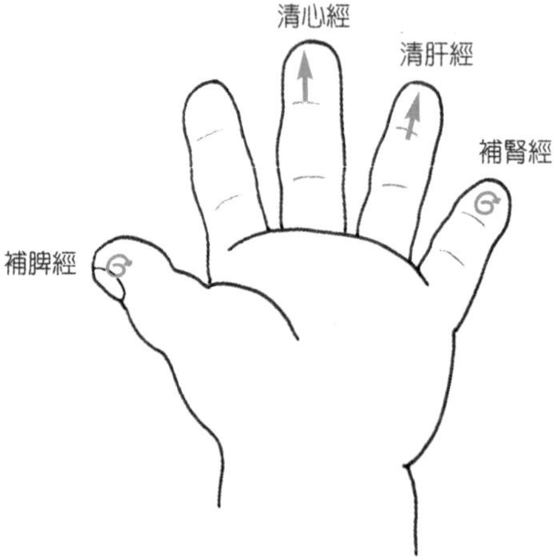

貼心小叮嚀

家長可以再依小兒不適之症狀，增加其他理療穴位和手法。

小兒夜啼

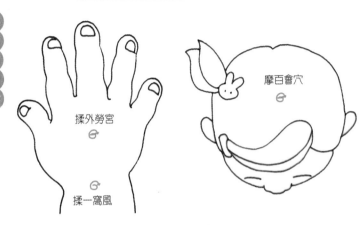

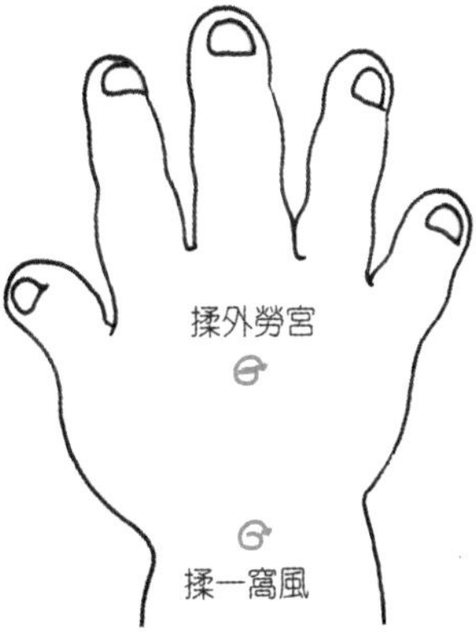

小兒受驚者

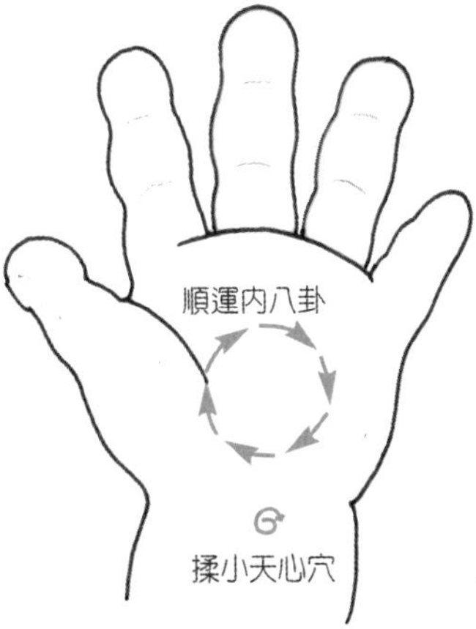

親親小寶貝

小孩子的營養狀況好與不好，首先先看小孩子體格發育情形而定，再來就是——

孩子睡眠是否有煩躁不安情況。

孩子活動力，精神是否良好。

孩子的面色，頭髮、皮膚。

孩子的肌肉，骨骼是否堅實。

目前兒童健康的五大隱憂更是值得家長注意。

一、營養過剩

日本學者認為，肥胖者營養過剩會造成營養不良性疾病，並發現肥胖的孩子長大後，容易患上高血壓、糖尿病、痛風……重大病症，也會降低小孩的免疫功能。

二、吃過多甜食，也是影響小孩子身體健康重要因素。吃過多不但會引起蛀牙，而且會使體內維生素B群減少，繼而影響精神狀態和肌肉的活動能力。甜食過量也會消耗體內大量的鈣，體內缺鈣易引起骨骼疾病，甚至視力減退。

含糖份過高食物還會使腦神經負擔過量，影響小孩子的情緒和行為，導致兒童過動症的產生。

在此特別要提到的是當孩子生病時，不少家長給予孩子甜食安撫情緒，這是錯誤的做法。因為這樣會影響小孩子康復情形。

小孩在生病期，胃腸功能不佳，消化能力減弱，若給小孩過多甜食，將消耗體內大量維生素，人體缺乏了某些維生素後，口腔內唾液、胃腸消化液相對減少，小孩食慾必會受到影響。

尤其飯前吃過多甜食，小孩體內血糖升高，自然不會肚子餓，所以正餐就不吃了。

中醫也提到了「甘能傷脾」與以上論點相符。

愛吃甜食對小孩睡眠狀況也有影響。

所以不論小孩是否生病，都應該少吃甜食。

不吃早餐也是影響孩子生長的重要因素之一。

尤其不吃早餐對孩子的智力有著極大的影響，記憶力也不好，而且常因不吃早餐，反倒在中餐時愛吃油膩食物，使小孩容易肥胖，所以家長一定要養成小孩吃早餐習慣。

睡眠不足也是目前孩子的隱患重要因素之一，小孩睡眠時間每日應為九至十小時，目前造成小孩睡眠不足因素是功課過重、壓力大、小孩沉迷打電玩和愛看電視。

俗話說：一暝大一吋。

醫學研究報告指出，小孩長期睡眠不足會影響身高的增長。

活動力不足導致小孩體力不足，現在生活環境關係，或是家長過度小心呵護，常使小孩體力和活動受到影響。

小孩應該多活動，曬太陽，有助成長發育。

有專家指出，玩耍對小孩智力開發是有幫助的，因為小孩透過玩耍，可以提高語言表達能力和思維想像創造力，更能消除心理壓力和恐懼感。

玩耍對孩子而言是身心發展過程中的一種「本能」，家長應多讓孩子聽音樂、學習畫畫、聽故事……讓孩子在玩耍中得到學習，不但可增加小孩的大腦活動量，也可以提高想像力和思考力。

但是千萬要注意的是，家長不要給予孩子過大的壓力或是揠苗助長，讓孩子用腦過度，因為大腦潛能的開發，並非一蹴可及的。

教育學家也提到，家長應多鼓勵小孩，不要以苛責的方法教導小孩。

小孩只有在快樂中學習，才能夠有效吸收知識。

不要讓孩子的心靈裝進恐懼、憂慮、悲傷、憎恨、憤怒和不滿，這些情緒有害於孩子的神經發展，引起身心虛弱，也會影響身體健康。

中醫提到：

喜傷心

怒傷肝

思傷脾

恐傷腎

憂傷肺

所愉悅的情緒可以使小孩氣血調和，身體健康。

著名的物理學家，愛因斯坦曾說：「優秀的性格和鋼鐵般的意志，比博學更重要。智力上的成就，在很大程度上，依賴性格的偉大。」

培養小孩良好習慣、良好性格、愉悅心情，將使小孩終身受益。

後記

常常家長因小兒體質較虛弱，或是發育比一般小兒緩慢，而一直給予小兒進補，這是不正確的觀念。

只要小兒不出現重大疾病，經過檢查確定生長發育無礙，給予正常食物，均衡營養即可。

而且前小兒推拿理療方法，是利用穴位和手法達到為小兒保健和舒緩小兒不適之症。它是不需服用任何藥物為小兒健康的輔助方式。

古時更有推拿取代藥物的歌賦

推上三關——麻黃肉桂

退下六腑——滑石羚羊

水底撈月——黃連犀角

天河水——黃芩黃柏蓮翹

補脾經——人參白朮
清脾經——硅土石膏
補大腸——訶子炮姜
清大腸——大黃枳突
推湧泉——人參白朮
清肺經——桑白板桔梗
補肺經——五味子、款冬花
精寧、威靈二穴——牛黃、貝母
黃蜂入洞——防風羌活
揉耳搖頭——生地木香
補腎經——杜仲地黃
……

由此可見小兒推拿理療法在古時候就已被稱為綠色療法。希望藉由本書介紹的穴位、理療方法、手法，可以促進小兒的身體健康，增加免疫功能。

祝福大家平安、喜樂